沙盘游戏
理论与实践

张苹　赵雯　主编
周　晖　郭冠欣　副主编

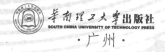
华南理工大学出版社
SOUTH CHINA UNIVERSITY OF TECHNOLOGY PRESS
·广州·

图书在版编目（CIP）数据

沙盘游戏理论与实践 / 张苹，赵雯主编. —广州：华南理工大学出版社，2023.12
ISBN 978-7-5623-7394-0

Ⅰ.①沙… Ⅱ.①张… ②赵… Ⅲ.①游戏 – 精神疗法 Ⅳ.① R749.055

中国国家版本馆 CIP 数据核字（2023）第 177776 号

Shapan Youxi Lilun Yu Shijian
沙盘游戏理论与实践

张 苹　赵 雯　主编

出 版 人：柯　宁

出版发行：华南理工大学出版社
（广州五山华南理工大学 17 号楼，邮编 510640）
http://hg.cb.scut.edu.cn　E-mail：scutc13@scut.edu.cn
营销部电话：020-87113487　87111048（传真）

责任编辑：毛润政
特约编辑：龙　辉
责任校对：龙祈君
印 刷 者：广州永祥印务有限公司
开　　本：787mm×1092mm　1/16　印张：14.25　字数：256 千
版　　次：2023 年 12 月第 1 版　印次：2023 年 12 月第 1 次印刷
定　　价：55.00 元

序　言

沙盘游戏作为一种心理治疗技术，始于欧洲，现已普及世界各地，是目前应用较为广泛的一种心理疗法。沙盘游戏已经从早期的治疗技术拓展到心理咨询、团体活动、团队建设以及人际关系、家庭关系调整与大中小学生心理健康教育等诸多领域，并得到心理学工作者的广泛认可。

本书结合大量实践案例，从沙盘游戏疗法的基本理论和实践两个方面进行了通俗易懂的解释与说明。例如，对于沙盘游戏的理论部分，考虑到本书突出的实践性，编者坚持实用、够用的原则，只对关键知识点和概念进行了介绍，避免了大量晦涩难懂的专业词汇的介绍和不必要的专业理论的深入研究，并佐以生活中常见的心理现象进行举例说明，增加了可读性和趣味性。在实践部分，编者则采用真实案例来进行分析，生动形象地展示了沙盘游戏的过程，便于学习者更深入地理解和感悟。在每个章节后的实训部分，无论是对知识的学习和巩固，还是拓展和思考，都进行了独具匠心的设计。在最后一章（第七章）里，介绍了沙盘游戏实践中一些特殊情况的处理办法，这一部分是编者多年进行个案咨询的宝贵经验的分享，其中既有沙盘游戏在普通人群中应用经验的分享，也扩展到竞技体育后备人才高水平运动队心理训练的探索和应用，在一定程度上填补了沙盘游戏高校教材的空白。

基于以上，本书无论是作为高等职业教育教材，还是对运动心理咨询领域的探索应用，或是心理学爱好者的科普读物，均是值得推广的。同时，本书为沙盘游戏本土化的发展提供了内容参考，并起到了促进与深化的作用。

周成林

2023年9月15日

（周成林：上海体育学院心理学院学科带头人、二级教授、博导，享受国务院政府特殊津贴专家，教育部长江学者特聘教授，国家体育总局"运动认知评定与调控"重点实验室主任 ）

前　言

随着沙盘游戏在中国的普及，越来越多的学校、幼儿园以及一些社会机构都配备了沙盘游戏设施，对熟悉沙盘游戏疗法的咨询师的需求日益增加，同时也涌现了大批对沙盘游戏读物感兴趣的读者。目前在高等职业教育的教材中，基础性的沙盘游戏教材较少，故本书期望用通俗易懂而又保持专业性的方式，来满足高校学生和沙盘游戏爱好者的需要。

沙盘游戏自被荣格分析心理学学者多拉·卡尔夫创立以来，一直是以心理咨询模式或是心理治疗工具的角色来实践的。随着被越来越多的人接受，沙盘游戏的应用范围也在逐渐拓宽，它也从一对一的心理咨询模式拓展到团体工作的应用，同时应用对象也从有心理问题的人群发展到正常的人群，或是某些有共同特质或共同需求的人。在幼儿园面向普通孩子的应用就是其中的一种拓展。我们在广州的一些幼儿园、各级学校的实践应用，得到了幼儿园和各级学校老师的欢迎与支持。

在本书一至四章对基本的沙盘游戏以及相关的理论进行简单介绍之后，我们在第五、六章花了较多的篇幅来介绍个体沙盘与团体沙盘。在第七章，我们专门分享了一些沙盘游戏实践中常见的问题以及处理方法，供读者参考。这也是我们科普沙盘游戏的初衷，希望在实践应用层面能给读者更多的借鉴。

除了上述特点，我们在编写本书的时候，也特别关注内容的趣味性，以增加可读性。在编写过程中，我们尤其注意避免使用大堆专业词汇，尽量用通俗的语言对沙盘游戏进行介绍。同时，对于一些专业词汇或相关人物，我们将其单列出来，让读者不仅可以一目了然，也方便忘记时前后翻阅。对于希望在某个话题中有更深入的学习与探讨的读者，我们在每章列出了延伸阅读的推荐书目，以帮助他们更深入地了解相关的资讯。

沙盘游戏就像围棋，易学难精。小时候学围棋，只要有个格子棋盘，黑白子够不够都可以杀个天昏地暗。沙盘游戏也一样，只要有个沙盘，沙具多少都没关系，游戏就可以做起来了。下围棋要想成为高手就必须从开局、定式开始，到中盘的缠斗、近距离交锋的死活与手筋，到官子的细致，无不一一影响大局。沙盘游戏也一样，随便玩玩，看似简单，但很容易触动人内心的某些情结，如果我们不能留意到其中的风险，就有可能对玩沙盘的人造成心理上的创伤。所以，即使是科普，我们也要认真地讨论其中的要点，让读者了解其中的利害关系。

本书在编写上力求通俗易懂、实用又适用，以填补沙盘游戏作为高校活页式教材的空白，同时为各级学校团体沙盘游戏做出实践探索。

本书由张苹、赵雯担任主编，周晖、郭冠欣担任副主编。各章的编写分工如下：第一章由周晖、张苹编写，第二章由周晖、郭冠欣编写，第三章由周晖、赵雯编写，第四章由周晖、张苹编写，第五、六、七章由周晖、赵雯编写；教学视频由周晖制作。

本书是在广州体育职业技术学院各级领导的大力支持下顺利完成的，在此致以衷心的感谢，同时感谢协助拍摄视频的同学们。

作为高等职业教育教材撰写的初次探索，书中不足之处在所难免，恳请各位读者提出宝贵意见。

编者

2023年4月

目 录

沙盘游戏简介

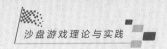

学习目标

1. 掌握沙盘游戏的起源，理解沙盘游戏的概念；
2. 掌握沙盘游戏的过程，理解沙盘游戏的治愈原理；
3. 掌握沙盘游戏的应用，理解沙盘游戏的表达特点。

内容概要

本章内容概要如图1-1所示。

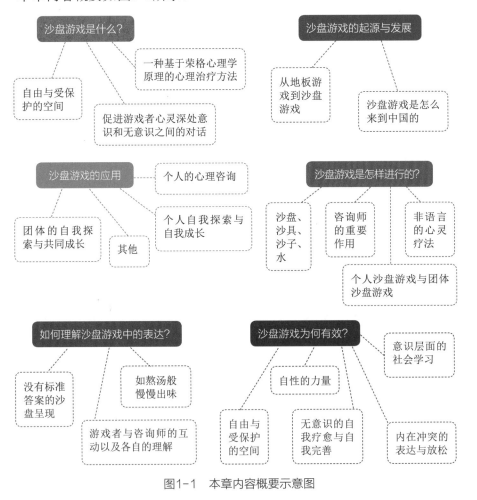

图1-1　本章内容概要示意图

第一节　沙盘游戏是什么？

如果捧起这本书的你，现在还只是一个对沙盘游戏感兴趣的初涉者，那你可能会问：这沙盘游戏跟房地产售楼部的沙盘或是军事沙盘推演的沙盘，有什么区别？

要解释那么多各种名为"沙盘"的东西的确不容易，所以有人就简单地把这种应用于心理学层面的沙盘称为"心理沙盘"。这是挺不错的一个答案，至少可以简单地把我们所说的"沙盘游戏"与社会上其他领域的"沙盘"区分开来。

当然，作为一种已经在全世界得到广泛应用的心理治疗方法，沙盘游戏疗法也有一个相对严格的定义。2005年在意大利罗马召开的国际沙盘游戏治疗大会上，与会专家一致通过了对沙盘游戏的表述：

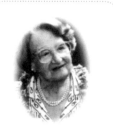

多拉·卡尔夫（Dora Kalff，1904—1990），瑞士分析心理学家，于20世纪50年代创建沙盘游戏疗法。

沙盘游戏是一种以荣格心理学原理为基础，由多拉·卡尔夫创立的心理治疗方法。沙盘游戏是运用意象进行治疗的创造性方法，是一种对身心生命能量的集中提炼。它的特点，是在咨访关系和沙盘的"自由与受保护的空间"中，把沙子、水和沙具运用于意象的创建。沙盘中所表现的系列沙盘意象，营造出沙盘游戏者心灵深处意识和无意识之间的持续对话，以及由此而激发的治愈过程和人格发展。

这一段关于沙盘游戏的定义，对于读者来说，可能有点不太好理解。毕竟一个专业领域的定义往往带有诸多的行业术语。对于这些行业术语，一部分我们会在本章节或是后面的章节做进一步阐释，而另外的部分术语，我们不一定深入探究，有兴趣的读者可以通过"延伸阅读"栏目去进行更深入的学习。

在沙盘游戏的定义中，"自由与受保护的空间"是一个重要的概念，也是沙

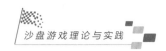

盘游戏疗法的关键要素。常常有父母看到孩子在沙盘室中进行沙盘游戏，便问沙盘游戏治疗师（简称"沙游师"），如果自己买一套沙盘回家给孩子做沙盘游戏，会不会也同样有效，得到的回答都是一样的："不能。"

为什么呢？这是因为父母难以像沙游师一样，给予孩子"自由与受保护的空间"。在现实生活中，"自由"与"保护"往往难以同时得到，要自由往往就失去保护，而被保护往往又限制了自由，沙游师所提供的"自由与受保护的空间"，则是游戏者得到疗愈的最基本条件。

曾经有人问多拉·卡尔夫："在你进行的沙盘游戏治疗过程中，是什么因素使疗愈得以发生呢？"卡尔夫回答道："我想，那就是我营造了自由与受保护的空间。"可见，这是一个多么重要的因素。

要做到自由与受保护，简单而言，首先就是要与游戏者建立彼此互信的关系，使其感到真正的信赖感，才能让其感受到真正的自由，才可以让其在被接纳、被抱持的安全感中去拥有自己的原则，呈现自己的个性。这样下来，沙盘游戏才能提供一个自由与受保护的空间，让游戏者得到心灵的成长。

定义中提到的"荣格心理学原理"，是沙盘游戏的理论基础，也是沙盘游戏疗法的核心。荣格是著名的瑞士心理学家，他的分析心理学理论，包括集体无意识理论、原型与情结理论、心理类型理论、积极想象的方法以及对意象与象征的理解，都是沙盘游戏疗法重要的理论基础。

我们常常遇到的心理困扰，往往都是因为心灵内部存在意识与无意识的冲突，或是自我与心灵深处的自性缺乏连接。沙盘游戏让我们可以走进自己的心灵深处，与自己内在无意识的部分积极互动，从而达成自我的疗愈以及人格的发展。

所以，沙盘游戏也被多拉·卡尔夫称为"通往灵性的心理治疗取向"。她一生唯一的专著，也是以此作为书名：*Sandplay——A Psychotherapeutic Approach to the Psyche*。这本书目前已经在国内出版，中文书名为《沙游在心理治疗中的作用》。对于每一位喜欢沙盘游戏的读者来说，多拉·卡尔夫的这本著作都是值得一读的，可以帮助我们更好地理解沙盘游戏是什么。

延伸阅读

《沙游在心理治疗中的作用》

Dora M. Kalff 著

高璇 译

中国轻工业出版社

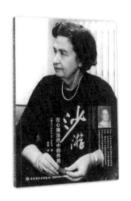

　　这是多拉·卡尔夫唯一的专著，也是她对沙盘游戏最经典的论述。书中除了谈论卡尔夫对沙盘游戏技术的理解与诠释，也分享了几个成人与孩子的沙盘游戏案例，对于想了解更多关于沙盘游戏的读者来说，是一本非常值得一读的书。

第二节　沙盘游戏的起源与发展

　　多拉·卡尔夫并不是某天脑海中灵光一闪就创建了沙盘游戏疗法的。事实上，卡尔夫所创建的沙盘游戏疗法，是建立在玛格丽特·洛温菲尔德的"世界技术（the world technique）"基础上的。

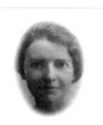

玛格丽特·洛温菲尔德（Margaret Lowenfeld，1890—1973），英国儿童心理学家。其创建的"世界技术"是"沙盘游戏"的雏形。

　　洛温菲尔德是英国的儿童心理学家，她从英国作家赫伯特·乔治·威尔士（Herbert George Wells）的作品《地板游戏》中受到了启迪。这本书描述了作者的两个儿子在地板上玩游戏的过程。洛温菲尔德从中发现了童年游戏的意义，于是在1929年，她在自己新的诊所里设置了两个盘子，一个放沙子，一个放水，孩子们可以把玩具放到沙子或水中玩耍。这就是沙盘游戏的雏形。

　　1931年，洛温菲尔德在英国心理学年会上介绍了自己的"世界技术"。6年后，洛温菲尔德在巴黎国际心理学会议上认识了荣格，荣格也对洛温菲德的"世界技术"进行了分析与评论。两人自此开始了多年的交往。

1944年，卡尔夫通过荣格的女儿认识了荣格。1949年，卡尔夫开始了她在瑞士苏黎世荣格研究院的学习，并接受了荣格的夫人艾玛·荣格的心理分析。1956年，卡尔夫完成了苏黎世荣格研究院的全部课程，然后前往英国伦敦洛温菲尔德的诊所学习"世界技术"。在英国期间，卡尔夫还师从英国著名精神分析学家温尼科特（D.Winnicott）学习了一段时间，并逐渐发展出自己的沙盘游戏思想与理论。

1962年，多拉·卡尔夫在第二届分析心理学国际会议上，提交了名为"原型作为治愈因素"的论文。这篇论文呈现了她把沙盘游戏与分析心理学理论以及中国古代哲学家周敦颐的太极图思想的整合。此后，卡尔夫的沙盘游戏理论受到了广泛的关注。

1985年，国际沙盘游戏治疗学会成立，这标志着沙盘游戏治疗体系已经走向成熟。

20世纪90年代，众多的心理学学者陆续从不同的途径把沙盘游戏带到了中国。

1995年，申荷永教授、高岚教授在苏黎世参加第13届国际分析心理学大会时，就开始了沙盘游戏疗法的系统学习。

1997年，山西大学的心理学教授范红霞在《中国临床心理学杂志》中介绍了"沙盘游戏疗法"，并探讨了沙盘游戏在中国发展的意义。

1998年，北京师范大学张日昇教授在《心理科学》杂志中，把他在日本留学期间所学习到的"箱庭疗法"介绍给中国的心理工作者。"箱庭疗法"是多拉·卡尔夫的学生河合隼雄（Hayao Kawai）将沙盘游戏介绍到日本时所使用的名称。

同样在1998年，申荷永教授受国际分析心理学学会（International Association for Analytical Psychology，IAAP）的委托，在中国广州组织了第一届"心理分析与中国广州文化论坛"，一些国际著名的荣格分析师与沙游师参加了这个会议，并与参会的心理学者进行了5天的学术交流。

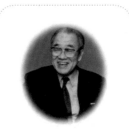

河合隼雄（Hayao Kawai，1928—2007），日本著名的心理学家，日本第一位荣格心理分析师。

沙盘游戏进入中国后，无论在心理教育方面，还是在心理咨询、心理治疗方面，甚至在汶川地震、玉树地震等灾后心理救援中，都发挥了不可忽视的作用。2019年，国际沙盘游戏治疗学会（International Society for Sandplay Therapy，ISST）在德国柏林召开会员大会，正式宣布"中国沙盘游戏治疗学会"（China Society for Sandplay Therapy，CSST）的成立。CSST成为ISST国际学会所属团体会员。图1-2所示为沙盘游戏从不同途径进入中国的示意图。

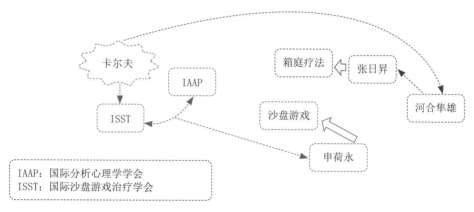

图1-2　沙盘游戏从不同途径进入中国示意图

第三节　沙盘游戏的应用

沙盘游戏的雏形时代，就是在洛温菲尔德"世界技术"的时代，主要是应用于儿童的心理治疗。当多拉·卡尔夫在洛温菲尔德的基础上，把沙盘游戏与荣格分析心理学以及周敦颐太极图所代表的中国文化结合起来之后，沙盘游戏的应用拓展到了更广的范畴。

从卡尔夫的《沙游在心理治疗中的作用》一书中，我们也可以看到卡尔夫既可以把沙盘游戏应用于5～9岁的儿童，也可以应用于12～16岁的青少年，还可以应用于23～25岁的成年人。

的确，从沙盘游戏的理论看，无论年龄大小，我们每个人的心灵都有内在的力量在推动着我们成长，在荣格分析心理学的理论里，那就是我们心灵深层无意识的自性的力量，是我们每一个人都具备的深层无意识的力量，只是能否让我们的意识与它连接上或是连接的程度会因人而异。而这种人皆有之的力量会推动着我们走向自我的整合与完善，这也是沙盘游戏能帮助我们疗愈心灵的最根本的力量。

同样，自性能推动我们疗愈自己的创伤，也能帮助我们更好地认识自己，让自己得到更完善的成长与发展。于是沙盘游戏不仅可以应用在心理治疗方面，也同样可以应用在自我成长、自我分析方面。就是说，并不是有困扰、有心理问题的人才可以做沙盘游戏，希望自己发展得更完善的人，同样可以进行沙盘游戏分析。

可以说，在沙盘游戏疗法中，自性是一个很关键的概念，也是沙盘游戏能帮助到游戏者的关键因素。唤起游戏者心灵内在自性的力量后，沙盘游戏才有接下来神奇的疗愈作用。真正帮助游戏者疗愈自身与发展自我的，其实不是沙盘本身，而是沙盘所唤起的自性的力量。

沙盘游戏在创建之初，基本上都是应用在个体身上。随着这项疗法的普及，到20世纪80年代末，它逐渐被应用到团体工作中。沙盘游戏在团体中的应用，其目的更多地偏重于团体成员之间的互相借鉴与互相学习，一旦涉及个人内在的情结与个人的内在困扰，则不适用于继续在团体中去探讨，而应转到一对一的个人分析中进行处理。

随后，从不同的目的与角度出发，沙盘游戏更是出现了各种各样的应用，不仅有团体治疗、家庭治疗，一些教育工作者也把沙盘游戏应用到提高儿童学习能力的教学中。有些应用可能已经远离了荣格分析心理学的理论架构，远离了ISST对沙盘游戏的定义，但并不意味着这样做就一定是错的，只要我们恪守"善行、责任、诚信、公正、尊重"的伦理原则，始终把沙盘游戏参与者的利益放在第一位，那么，拓展沙盘游戏的应用范畴，就是值得赞许的。

自性

荣格心理学词汇，英文是 Self，也有学者把它翻译成"原我"或是"本我（不同于弗洛伊德的'本我'）"。这是一个复杂的概念，如果简单地解释，可以理解为心灵的中心和整体，代表人的潜能的完全体现以及人格发展的统一。

第四节　沙盘游戏是怎样进行的？

首先，沙盘游戏的"硬件"有沙盘、沙具、沙子、水、桌椅、时钟、纸巾、纸、笔以及照相机等。具体的要求将在第五章"个体沙盘游戏"中详细介绍。

其次，便是沙盘游戏的"软件"：沙游师。

沙游师是沙盘游戏过程中的重要因素。沙游师从沙盘游戏开始的那一刻起，就需要共情与涵容来访者，为对方提供一个自由与受保护的空间。在这样的空间下，沙盘游戏才得以真正开始。

在沙游师的引导下，来访者可以自由地在沙盘中随意地玩，既可以摆出自己喜欢的画面，也可以动态地演绎任何故事；可以用沙具去构筑自己的故事，也可以只用沙子来表达内心的意象。

在这个自由与受保护的空间里，在沙盘的框架下，一切的表达都是被允许的。

当来访者进行沙盘游戏的时候，沙游师需要充分投入来访者的故事中，去感受沙盘故事以及来访者在这个过程中的点点滴滴。这是一个共情与抱持的过程，也是营造与维持一个自由与受保护的空间的过程。

在这个过程中，大部分时间是非语言的。当来访者投入沙盘游戏时，沙游师不应该轻易打破沉默，而应让来访者继续沉浸在沙盘游戏中去创造那沙盘里的故事。因此，沙盘游戏这种心灵疗法也被称为非语言的心灵疗法，对于那些不善言辞或是有苦说不出的人来说，这种非语言的疗法尤其适用。

沙游师的非语言治疗也包括不去对沙盘中的内容做出评判与解释。沙盘游戏是无意识水平的工作，沙游师一旦给予了智力层面的解释，就会打断来访者在沙盘中的情绪与情感，沙盘游戏所希望带来的意识与无意识的连接就会被打断。所以，无论沙游师看到了什么，都需要藏在自己的心里，看破而不说破，这样才是真正地提供了"自由与受保护的空间"，才能真正有效地帮助来访者自我疗愈与成长。

同时，单次的沙盘，只能反映来访者当下的心灵状态，来访者需要在一段时间内，在有规律的系列沙盘游戏过程中进行沙盘游戏，才能让心灵持续地成

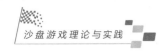

长，或是慢慢地修复自身的创伤。

对团体沙盘而言，这种自由与受保护的空间也是必需的，沙游师同样需要抱持与共情，同样不解释与不评判。

沙盘游戏的过程不是沙游师在治愈来访者，而是来访者在沙游师所营造的自由与受保护的空间里，自己疗愈自己。

延伸阅读

《沙盘游戏疗法手册》

Barbara A. Turner 著

陈莹 姚晓东 译

中国轻工业出版社

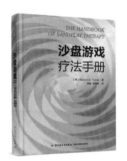

这是一本比较全面的关于沙盘游戏疗法的著作。里面详细地介绍了与沙盘游戏相关的分析心理学概念与理论，也分享了很多与沙盘游戏相关的心理学理论。但这不是枯燥地讲理论的书，作者是在具体案例的基础上谈论相关的理论。全书有三分之一的篇幅是沙盘游戏个案的图片与记录。

对于想进一步学习沙盘游戏，希望成为沙游师的读者，这是一本很好的读物。

第五节　如何理解沙盘游戏中的表达？

来访者在自由与受保护的空间里，会在沙盘中做出各种表达。比如创造出一个故事的画面，或者摆出某种沙形、呈现某种抽象的画面，等等。这时候，解读沙盘的含义成了很多沙游师最关注的事情。

摆出的这个沙盘究竟是什么意思呢？这个沙盘反映了什么问题？无论是沙游师，还是来访者本人，都可能发出这样的疑问。

这时候，就像前面所提及的，沙游师不轻易地解释与评判，对游戏者来说是至关重要的。当然，这并不意味着沙游师在沙盘游戏过程中不需要做什么，恰恰相反，沙游师需要细心观察与留意游戏者在过程中发生了什么，在紧要的关头，沙游师是需要进行一些必要的干预的，目的是给游戏者及时的保护与支持。

所以，对于游戏者在沙盘中的表达，沙游师既要细心地共情与感受其中的意义，但也要管控好自己的好奇心，不要因为自己的好奇心而破坏了自由与受保护的空间。让游戏者心灵深处正在进行的成长进程继续进行下去，比满足沙游师的好奇心更重要。

曾跟随多拉·卡尔夫学习沙盘游戏的资深沙游师茹思·安曼（Ruth Ammann）曾经对这种情况做过一个比喻：装有接受分析者心灵过程的容器正在烹煮一锅汤，分析师要小心翼翼地关注火候，不能让火熄灭，也不能让火烧得太旺。分析者心灵的要素以及沙盘中的东西，就像是各种汤料，在这个过程中，我们不要急于揭开锅看看熬出了什么，要慢慢地熬这汤，让各种汤料在锅里慢慢地煲，最后才能烹出一锅美味的汤。

对沙盘的理解，我们也需要抱着这样的态度。一方面，游戏者在沙盘中的呈现，既有很多心理投射的内容，又有很多象征性的表达。同样是一只鸽子，即使是同一个游戏者，在不同的心理状态下，或是不同的心理发展阶段，它所象征的意义可能都是不相同的。所以沙盘中所呈现的意象究竟意味着什么，有时候是没有标准答案的，真正的答案在游戏者心灵的深处，但有时候他们自己都不一定能了解清楚，所以沙游师的角色就是要帮助游戏者看到自己内心的那个答案。

另一方面，对于一个沙盘画面的理解，游戏者会有自己的理解与诠释，沙游师也会有自己的理解与观察，二者往往是不一致的。有时候来访者会与沙游师分享自己的理解与诠释，有时候则不会。而对沙游师来说，最合适的态度，就是永远都要努力不懈地从游戏者的角度去理解沙盘的意义，但同时也永远不要以为自己已经找到了答案。

面对沙盘中的表达与呈现，放下自大，怀着对无意识的敬意，是沙游师必不可少的态度。

第六节 沙盘游戏为何有效？

有些第一次接触沙盘游戏的人，因为之前听说过沙盘游戏的功效，感觉非常神奇，便觉得沙盘里面一定有某些高科技设施。直到亲眼看到沙盘游戏的设置，他们才发现它只是一个放有沙子的盘子，还有一些并不"高级"也不"时尚"的玩具，于是不免大失所望地说道："这东西能有什么效果吗？"

但是，几十年来的临床实践结果说明，沙盘游戏的确帮助很多人疗愈、发展了自己。那么，沙盘游戏为什么有效呢？

用前面提及过的卡尔夫的话来说，就是因为沙盘游戏是在一个"自由与受保护的空间"里进行的。这样"自由与受保护的空间"，往往是来访者在现实生活中所欠缺的。正是他们在现实中得不到内心深处希望得到的自由，也得不到自己所渴望的"受保护"的安全感，所以才需要来到沙盘游戏工作室，在沙游师的支持下，在"自由与受保护的空间"里，在沙盘这个自己可以自由表达的世界中，重塑自己过去的一段不太成功的人生，并在这个过程中修复自己过去所经受的创伤。

当然，"自由与受保护的空间"对来访者来说，是外在的因素。而沙盘游戏之所以对其有效，更重要的是其自己内在的因素。这个内在的因素，就是我们每个人都与生俱来的自性的力量。就如禅宗六祖慧能在《坛经》中所说的"何其自性，本自具足"。我们每个人的心灵深处都具备这种自性的力量，这就像是蓝天，它一直都在那里，有时我们看不到它，只是因为乌云或雾霾挡住了它。但乌云与雾霾未曾弄脏了蓝天，只要我们拨开乌云，就能发现蓝天依然清澈无染，这就是我们内在的自性。当我们能与它重新连接上时，自性就会推动着我们走向自我的完善与整合。

当然，我们所反复提到的自性，是荣格分析心理学的一个核心概念，也是在目前的科学状态下无法验证的东西，是我们无法看得见的。而沙盘游戏正是一个媒介，帮助我们在游戏的过程中与自性获得连接，从而获得我们所能看得见的"效果"。

而如果谈及效果，从不同的目的看，效果也可以分成以下三种。

最浅层的效果是在纯粹的意识层面的，那往往是在团体沙盘中所能看到的。团体成员通过与其他小组成员共同经历沙游历程，发现了自己惯常思维与行为模式中的盲点，体验到了从别人的角度看问题的别样风景，也发现了别人身上可供自己学习的优点，等等。这些都可以成为团体沙盘游戏成员的看得见的收获。这种效果是比较直观和常见的。

稍深层的效果往往体现在情绪的宣泄与放松上。这常常涉及无意识的浅层问题，我们一些内在的冲突常常会表现成各种情绪，比如焦虑、恐惧等，在沙盘游戏的过程中，在自由与受保护的空间里，紧绷的情绪可以在能感受到的安全感中放松下来，这种帮助情绪宣泄的效果往往也是备受情绪困扰的来访者所能清晰感受到的。

更深的效果就会触及深层无意识的内容了。这里面可能是来访者内心深处阴影的部分，或是无法触碰的创伤，等等。这些内容会在我们完全意识不到的无意识深处，用我们不了解的方法来影响我们的人生。荣格曾说，如果我们一直无法看到他们而让他们留在无意识的黑暗里，他们就会成为我们的命运。而沙盘游戏就是一个媒介与工具，让来访者可以在自由与受保护的空间里呈现无意识的意象，并借此让自我与无意识产生连接，最终让自己看清那些掉在无意识的黑暗里的心灵内容，并与他们和解。那样便疗愈了我们心灵深处的创伤，拨开了挡在我们眼前的乌云，让我们看到清澈的蓝天。

本章小结

本章介绍了沙盘游戏的背景、来源、沿革，以及沙盘游戏的应用，沙盘游戏工作的一些要素，沙盘游戏的表达特点、疗愈机制和效果。

本章关键术语

沙盘游戏；自由与受保护的空间；自性

实训练习

初步了解沙盘游戏

🔹 **实训任务：**

1. 了解沙盘游戏的构成：沙盘游戏咨询室、沙架、沙盘、沙子、沙具；
2. 进行破冰与分组；
3. 学习用沙具进行自我介绍。

🔹 **实训目的：**

1. 体验并感受沙盘游戏，掌握沙盘游戏实训室（图1-3）的构成，了解沙盘游戏的构成，能认识沙架、沙盘、沙具；
2. 分组实操，令成员们更易放下防备心理，专心操作，增加互利互惠、取长补短的机会，增强小组成员间的动力，为接下来的沙盘实操体验环境提供一个较可靠的动力支持系统。

🔹 **实训导入：**

请同学们参观实训（沙盘）室，观看并了解沙具、沙架、沙盘实物和摆放，参观后进行破冰活动并且分组。

🔹 **实训器材：**

沙盘游戏室一间，沙架、沙具、沙盘若干。

🔹 **实训要求：**

根据实训（沙盘）室场地大小和人数多少，灵活采用分组方式，一般每组3～8人比较合适，每组一个沙盘。可以采用适合参加学习的学生年龄、性别等的破冰活动进行热身，分组后再进行小组建设，增强小组成员的凝聚力。

🔹 **实训内容：**

1. 了解沙盘游戏的构成，认识沙架、沙盘、沙具；
2. 初步体验沙盘游戏的过程；
3. 学习用沙盘游戏的沙具进行自我介绍和破冰热身，并完成上课分组；
4. 各小组进行介绍和分享。

◆ 实训步骤：

1. 各小组成员轮流进行自我介绍；
2. 小组成员讨论并为小组命名、设计小组徽章和选定组长；
3. 各小组依次在全班进行小组介绍、分享；
4. 熟记沙盘游戏的概念并完成课外阅读；
5. 收放桌椅、沙具等实训器材。

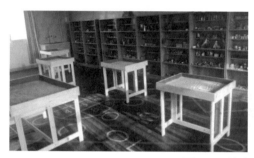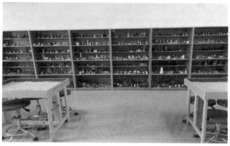

图1-3 沙盘游戏实训室

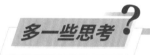

沙盘游戏发展起来后，主要的方向就是作为心理治疗的工具与方法。你有没有多一些的想法，比如：是否可以把沙盘游戏运用于超越心理治疗的领域？

坚持沙盘游戏应该严谨遵循心理咨询设置的人认为：

- 沙盘游戏是无意识水平的工作，需要遵循沙盘游戏的定义、原理与规范。
- 沙游师尤其必须经过严格的分析心理学与沙盘游戏培训，才能保护沙盘游戏者不会因为无意识的流露而受到创伤。
- 沙盘游戏应该尽可能地在心理咨询的框架下进行。

……

支持沙盘游戏应该拓宽使用范围的人认为：

- 沙盘游戏作为一种技术，不应该自我设限，它需要得到发展。
- 更多的人、更多的领域使用沙盘游戏，有助于沙盘游戏自身的发展，也可以让更多的人得到沙盘的帮助。
- 沙盘游戏涉及无意识水平的风险，可以通过不同的设置来规避。

……

那么，你有什么自己的想法呢？

第二章

沙盘游戏的基本设置

个人分析

沙盘游戏咨询伦理

督导

沙盘

沙具

设置

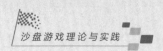

学习目标

1. 了解沙盘游戏咨询室的设置；
2. 熟悉沙盘游戏咨询室的设备；
3. 了解沙游师的工作特点；
4. 熟悉沙盘游戏的工作设置。

内容概要

本章内容概要如图2-1所示。

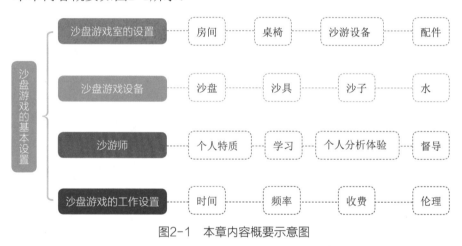

图2-1　本章内容概要示意图

第一节　沙盘游戏室的设置

要进行沙盘游戏，首先就要有一个沙盘游戏室（简称"沙游室"）。

曾经就有父母问我："自己买一套沙盘游戏设备在家给孩子做，每天都可以做，效果会不会更好？"

我问："你会把沙盘游戏设备放在哪里？"

她说："放在孩子的房间里。"

我问："那么，孩子做沙盘游戏的时候，你会进入他的房间吗？"

她说："看情况。"

我又问："如果孩子正在做沙盘游戏，外婆已经做好饭了，要吃饭了，你会喊孩子出来吃饭吗？"

她说："那还是要的，一起吃饭是礼貌也是规矩啊。"

我再问："如果孩子在玩沙盘，你发现他原来还没做完当天的作业，你会喊他停下来先做完作业吗？"

她说："那当然要，毕竟学习是更重要的嘛。"

于是，我告诉这位妈妈，这就是在沙盘游戏室与在自己家里房间不一样的地方了。

在第一章里，我们已经介绍过，沙盘游戏一个重要的要素，就是为游戏者提供一个"自由与受保护的空间"。在这个空间里，游戏者可以放心地投入游戏中，而不会忽然被外界的事物打扰到。如果游戏者全身心地投入沙盘游戏中，突然被来自外界的人打断，其烦躁有时候是无法言说的，如果强硬把其从游戏中拉出来，可能对其内心造成伤害。所以，暂且抛开游戏者身边的沙游师这个重要的因素，在专业的沙盘游戏室里进行沙游是十分重要的。

那么，沙游室是怎样的呢？

首先，沙游室（图2-2）需要像咨询室一样，是一个独立的、不被打扰的房间。如果有窗户，最好能有窗帘或百叶窗等设施，可以防止窗户外面的人看到室内的游戏者。同时，沙游室最好配备空调，在炎热或寒冷的天气让游戏者感

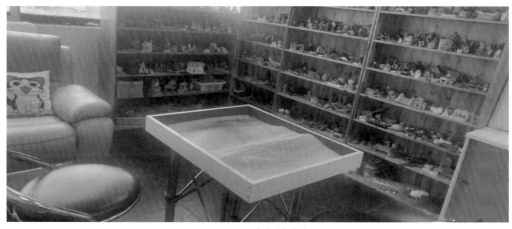

图2-2 沙盘游戏室

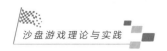
到舒适。如果附近比较嘈杂，最好能做一定程度的隔音，以保护游戏者尽可能少受干扰。然后，沙游室也需要配备桌椅，有时候游戏者可能突然想在纸上画一些东西，所以我们需要在沙游室同时配备可以写字和画画的桌椅。也有的游戏者有时可能想坐下来谈谈，所以一套可以躺下来的长沙发，或是两张面对面的短沙发，也是需要的。

当然，沙盘、沙子、水、沙具等自然是沙盘游戏室不可缺少的设备，这一点将在本章第二节详细叙述。

最后，还有一些其他的配件需要配备在沙盘游戏室里：

- 时钟；
- 抱枕；
- 纸巾；
- 杯子与饮用水；
- 用于拍照存档的手机或照相机；
- 笔和纸；
- 其他适量的美化沙盘室的物品，如灯饰、挂画、绿色植物等。

第二节　沙盘游戏设备

沙盘和沙具是沙盘游戏最主要的设备。

一、沙盘

沙盘游戏通常使用的是木质的沙盘，内壁尺寸大致为：长72厘米，宽50厘米，高8厘米（图2-3）。这是传承多拉·卡尔夫所使用的沙盘的尺寸。然而，在实际工作中，沙盘的尺寸往往各不相同，尤其是在一些贫困落后的地方，或者是在物资缺乏的场合，沙盘的尺寸更是灵活多样。

在中国，沙盘的样式五花八门，比如正方形、圆形、八角形等。在没有相

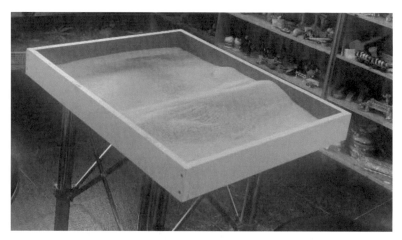

图2-3　沙盘

应研究的情况下，往往难以评价不同沙盘的优劣，但都是对沙盘游戏实践应用的探索。而如果从沙盘游戏学术研究的角度看，统一规格的沙盘有助于研究数据的分析比较。

而从沙盘游戏的原理出发，荣格分析心理学的学者则建议使用长方形的沙盘，因为长方形具有不完全对称的特点，在这种相对的不平衡中，游戏者内心的动力会相对容易被调动起来，进行更积极的探索。

沙盘的内壁四边与底部被染成海蓝色或者天蓝色，可以代表一种水域的感觉，也可以理解为一种生命与能量的象征。这样的一个沙盘，具有"涵容"与"承载"的象征意义，也是"自由与受保护的空间"的重要组成元素。

二、沙具

沙具是指那些在沙盘游戏中使用到的小玩具，它们是沙盘游戏设置里最受人关注的元素。专业的沙盘游戏工作者会持续地收集沙具，而对于一般的沙盘游戏工作室而言，在市面上就可以买到整套的沙具，专门销售沙具的商家也有不同沙具数量的套餐可供选择。

资深沙盘游戏疗法专家芭芭拉·特纳（Barbara Turner）博士，是多拉·卡尔夫的学生，她指出："沙盘游戏沙具的收集并无规则可言，其目标就是要展示生活与幻想中方方面面的内容。然而，不必煞费苦心企图穷极一切，在一个包容的环境下，即使很少的沙具，心灵也可以通过有限的沙具来进行表达和发生变化。"

在实践应用中，我们常常会遇到一些游戏者批评沙盘室的沙具太少的情况，他们总是挑了好久都挑不到一个合乎自己心意的沙具，于是就会心怀失落或不满，甚至会批评沙游师。这时，焦虑的沙游师往往会忍不住在之后赶紧想办法去购买游戏者所期望看到的沙具，但每一个游戏者都有不同的需求，而同一个游戏者在每次游戏时想要的东西可能都不一样，这常常让焦虑的沙游师疲于奔命、心力交瘁。

其实，游戏者挑选沙具的过程，也很类似于我们的现实生活。我们在现实生活中常常也不是想要什么就能有什么的，所以，让游戏者学会如何面对遗憾与失落，是沙盘游戏帮助游戏者认识自我与发展自我的地方。

所以，关于沙具的选择，我们无须求全、求多。太多的沙具，有时反而会把游戏者淹没在沙具的海洋里，有时明知道有那个东西却怎样也找不出来。

最关键的是，沙具的意义在于可以帮助我们把心灵中无形的心理内容用象征的方式表达出来，从而让心灵的创伤得到修复，让我们的自我得到成长。

从深层无意识的角度看，沙具也可以看成是沙游师的一部分。沙游师在深层无意识层面与每一个沙具形成连接，形成与游戏者之间内在动力互动的桥梁。这也是同样的沙具，游戏者自己在家玩，和在咨询室里在沙游师的陪同下玩，意义完全不一样的原因。

如果自己去收集沙具（也可以是买了成套沙具作为基础设置后，再继续去收集补充沙具），以下这些类别可以供大家参考：

· 人物类：不同性别、年龄、职业的人物，也可以有体现关系的群体，比如恋人、夫妇、父子、母子、一家三口……

· 家居用品类：电器、厨具、书桌……

· 建筑物类：商店、学校、高楼、茅房、寺庙、教堂、车站……

· 交通工具类：飞机、轮船、木筏、汽车、火车、摩托车、自行车……

· 军事类：现代士兵与现代海陆空武器、古代士兵与冷兵器装备……

· 动物类：陆地、水中、空中的动物，野生与家养的动物……

· 植物类：大树、灌木、花草、瓜果……

· 非现实的生物类：恐龙、独角兽……

· 虚构人物类：魔法师、卡通人物、传说中的人物……

· 原型沙具：各种文明下的神话人物、国王、王后、王子、公主、太阳、月亮、金字塔、玻璃球、珠子……

·与死亡和阴影有关的沙具：骷髅、坟墓、吸血鬼、死神镰刀、阎罗王、黑白无常……

·来自大自然的沙具：贝壳、树枝、石头、鲜花、绿色植物、水果……

·用于连接和分隔的沙具：桥梁、道路、栅栏、交通指示牌……

·手工材料（可用于自制沙具）：黏土、软陶、卡纸、胶水、小木棍……

以上类别仅供参考。无论是对沙游师还是游戏者，他们自制的或是专门去收集的沙具，都比成套购买的沙具更能连接到心灵的深处，这对于沙盘游戏来说，可能是更有意义的。

三、沙子

当然，不要忘记了，除了沙盘与沙具，沙子也是沙盘游戏重要的组成部分。除非是特殊情况的条件限制，否则沙盘游戏都应该在装有沙子的沙盘中进行。

前国际沙盘游戏治疗学会（ISST）主席茹思·安曼（Ruth Anmman）是多拉·卡尔夫的学生，她总会强调，"我们做的是沙盘游戏，而不是沙具游戏"。她非常关注沙子在沙盘游戏中的意义。

关于沙盘游戏中的沙子，我们可以把它理解为一种天然的沙具，而同时，我们也需要去理解沙子的象征意义。

所谓"一沙一世界"，我们看到的每一粒沙子，无论是取自海边还是沙漠，它们原来可能都是海里的石头，经历了千万年的风雨与冲刷，最后才成了一粒小小的沙子。所以，虽然每一粒沙子都非常细小，但他们都各自经历过漫长时间与历史的洗礼。当我们把自己的故事与这些经受过亿万年洗礼的沙子联结在一起的时候，往往意味着我们与世界产生了连接。这可能也是孩子们总是天然地喜欢玩泥沙的原因，在这里，他们可以与天地，也可以与他们内在最自然的部分连接起来。

也因为这个原因，我们一般建议使用天然沙子，而不太建议使用石英砂或者别的人工合成的沙子。只要我们把双手放到沙子里去感受一下，就能清晰感受到，天然沙子与人工合成的沙子，感觉上是完全不一样的。

如果你到市面上去买沙子，可能会遇到一个问题：该买多粗或多细的沙子呢？

市面上有的沙子非常细，摸上去丝滑幼细，感觉很舒服。而同时也有一些沙子是比较粗的，还含有一些小石子，摸上去感觉硌手，不是很舒服。什么样的沙子才是最好的呢？

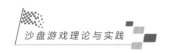

我个人的经验是：都可以，并没有一个"好"的标准。对于情绪不稳定，需要得到安抚的人，也许细滑的沙子能帮助他们更快地感受到慰藉与安全感；而对于需要探索自己、帮助自己成长的人来说，硌手的沙子带给他的不适感，往往更有利于触及他们内在的情结，从而展开探索自身的心路历程。

但我们是没有办法针对每个不同的游戏者的不同心理阶段来设置沙盘里的沙子的，更重要的是，生活本来就不是完美的，我们在一个不完美的世界里生活，和在一个不完美的沙盘里做游戏，是一样的道理。所以，在沙子的选择上，随缘就好。

四、水

最后，关于沙盘游戏的基本设备，还有一个常常被人忽略的元素，那就是水。

对于专业的沙游师来说，他们是要去专门学习与理解"水"的象征意义的。我们即使不是为了成为专业的沙游师，也需要对水的意义有所了解。

水是生命之源，在荣格的分析心理学里面，水也包含了无意识的象征意义。老子在《道德经》里尤其强调，"上善若水，水善利万物而不争"。孔子则特别热衷于看水，大川小河、沧海湖泊都能让他流连忘返。在《孔子集语》里有子贡与孔子关于水的对话，孔子形容水"似德、似仁、似义、似智、似勇、似察、似包、似善化、似正、似度、似意"，此间蕴含了"水"在中国儒家文化里的无尽含义。而佛家则有"六度若水"的说法，布施、持戒、忍辱、精进、禅定、般若这些修炼的法门，都与"水"一样，这里也反映了水所蕴含的象征意义。

所以，在相对完善的沙盘游戏工作室里，通常备有两个沙盘：一个专门放干沙子，另一个可以用来做湿沙盘。同时，我们也需要在沙盘室备一个装有水的容器，以供游戏者使用。

至于我们可以容许游戏者使用多少水，这与沙游师的抱持能力有关，每个沙游师可以自己设定游戏者可以使用的水的量，并在开始沙盘游戏之前向游戏者讲解清楚。

第三节　沙游师

谈完沙盘游戏的"硬件"，我们来谈谈沙盘游戏的"软件"。

沙游师，可以说是沙盘游戏不可或缺的一环。在一个沙盘游戏的过程中，如果欠缺了沙游师对象征性的理解，以及沙游师所营造的"自由与受保护的空间"，那可能就跟游戏者自己在海边玩沙子无异了。

一、沙游师所需的素质

沙盘游戏不是一项单纯的技术，不是按照标准流程去操作就能进行的工作，而是需要沙游师投入心灵深处的动力，与游戏者一起启动沙盘游戏的工作。

首先，沙游师需要有一颗希望帮助别人的心。这里面不涉及"道德"的问题。比如，有的游戏者可能是曾经经受过某些心理创伤，甚至有一些旁人所不知道的"心理问题"。在沙盘游戏中，当这些内容不同程度地呈现时，对沙游师是有影响的，甚至是有攻击性的。在这种情况下，要保护自己的心灵不受外界的影响，就需要远离会带来影响的源头，"君子不立危墙之下"，任何人这样做都是没有道德上的问题的。但是，如果一个人更关注的是如何保护自己，其可能就无法陪伴游戏者继续开展沙盘游戏了。所以，要成为沙游师，首先需要有一颗希望帮助别人的心，有一种期望帮助别人走出困境的内在动力。

其次，沙盘游戏是一种象征性水平的工作，沙盘游戏里充满了象征性的表达，沙游师需要有理解象征意义的能力。要理解象征意义，往往就需要在文学、艺术、历史、宗教、神话、童话等不同领域具备丰富的知识。这并不意味着沙游师要变成一个面面俱到的完美的人。就像前面谈及沙具收集时所提到的，我们不可能全面地收集所有各种沙具，沙游师也不可能完美且面面俱到。但是，沙游师需要一直保持一颗谦虚、好学的心，不能自以为是，而且需要不断地学习，包括向游戏者学习。这也是沙游师所需要具备的一种重要的素质。

最后，在沙盘游戏里，并非所有的过程都是可以用理性逻辑去解释的，甚至可以说，很多心灵内在的过程，不是理性逻辑所能解释的。所以，作为沙游师，需要对人的心灵有足够的尊重，并且具备涵容无法用理性逻辑去解释的

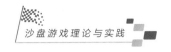
事情的能力。事实上，一些在沙盘游戏过程中出现的情况，从象征意义的层面看，常常会让人直到多年以后才恍然大悟的。那么包容不确定的事情，并能足够耐心地静待花开，也是沙游师的一项重要的素质。

二、沙游师的学习与训练

沙游师是需要经过学习和训练才可以开展沙盘游戏工作的。无论是具有专业水平的沙游师，还是只在表层从事心理工作的沙盘游戏工作者；无论是面向个人深层无意识沙盘的沙盘游戏工作者，还是面向团体沙盘游戏、只停留在意识层面的团体沙盘带引者，都需要经过不同程度的培训与体验。

培训的目的是帮助沙游师了解沙盘游戏背后的心理学理论。脱离了分析心理学理论的指引，沙盘游戏可能误入歧途，甚至可能因为触动游戏者无意识里的情结与阴影而又无法妥善处理，给游戏者带来心灵的创伤。

沙游师自己的体验则是培训中不可或缺的环节。如果一个沙游师没有自己体验过沙盘游戏的过程，没有感受过沙盘对自己心灵的影响，那么，他对沙盘游戏理论的理解也只是停留在字面上的。就像在岸上学游泳一样，只有跳到水中，才能真切地感受到那文字里所说的浮力是一种什么感受，才能真切地体验到张口想吸气却吞进去一大口水是什么滋味。沙盘游戏的过程也是一样的。

三、沙游师的个人分析

所谓的个人分析，性质跟前面提到的体验是一致的。不同的地方在于，培训中的体验是短暂的，无法坚持一段时间，那真的只是一种体验，培训结束了，体验自然就没有了。而个人分析则是在自己的心理分析师的帮助下，通过沙盘游戏或者分析心理学的方法，持续地去分析自己内在的情况，去更深入地了解自己。

为什么要去深入了解自己呢？

因为在沙盘游戏中，游戏者可能会突然呈现自己内在的某些问题，或者某些强烈的情绪，这往往与游戏者无意识的情结或阴影有关（关于什么是情结，什么是阴影，我们会在第四章更详细地介绍）。而在游戏者出现这些情绪时，如果我们内心深处也有类似的问题，就很有可能同时触发我们自己的情绪。

个人分析的目的就是去探索自己的内心，看看自己心里有些什么结，如果能提前看到，并且学会了怎样打开这些结，或是学会如何绕开这些结，那么，给别人做沙盘游戏的时候，我们就不容易被激发起自己的情绪，心境也可以更加清晰明了，可以更好地理解游戏者在沙盘游戏过程中的表达。

当然，个人分析是需要投入大量的时间与金钱的，所以并非每一位沙游师都必须进行大量的个人分析。我们需要根据自己的具体情况来决定自己需要在人生的什么阶段多深入地去探索自己。这是沙游师自己生命的节奏，需要由自己去把握。

四、督导

在我们给别人做沙盘游戏的时候，有时候会遇到一些我们不太知道该如何处理的情况，或者是游戏者的表达令我们感到困惑，等等。对于这样的情况，需要去寻找沙游师来进行指导，这就是督导。

督导可以理解为手把手地教学，在真实的案例中去提高自身水平。这是一种非常有效的学习方法，能快速地提高沙盘游戏工作的水平。

督导可以分为个人督导、团体督导以及朋辈督导。个人督导就是自己跟老师（督导师）一对一的学习过程，团体督导则是一位督导师对几位沙游师组成的小组的教学讨论，朋辈督导则是几个沙游师之间互相的学习与案例讨论。

第四节 沙盘游戏的工作设置

沙盘游戏工作需要有清晰的设置，包括工作时间、收费、频率、伦理考量等问题。清晰与稳定的设置，对沙盘游戏工作的效果至关重要。

一、时间

时间，包括沙盘游戏工作的时间点以及持续的时间。

所谓的时间点，是指游戏者与沙游师提前预约好沙盘游戏工作的时间与地点，游戏者按约定的时间来到并进行沙盘游戏。

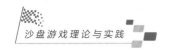
持续时间通常是50分钟一次。

实践应用中常见的问题是游戏者不按约定的时间来到沙盘室进行沙盘游戏，或者沙盘游戏50分钟时间到了但不愿意停下来。这些情况下都需要沙游师向游戏者解释守时的意义，并坚持清晰与稳定的约定。

二、收费

沙游师是否收费需要根据具体情况而定。一般作为心理辅导或者心理咨询性质的沙盘游戏，是应该正常收费的。而对于一些学校、幼儿园或者机构单位，如果沙盘游戏是作为单位向成员提供的一种免费服务（沙游师以固定工资形式获取报酬），又或者是属于志愿者提供免费服务的情况，都是不向游戏者收取费用的。

无论是否收费，稳定的设置依然重要。就是说，如果是正常收费的，就尽可能一直维持一个稳定的收费标准；如果是不收费的，就提前界定好不收费的时间（比如，半年内不收费，或者在某个场所就不收费），以免在收费的问题上出现纠纷。

限时的免费或者低价常常只是一种营销手段，对沙盘游戏的效果不一定有意义。而从游戏者的角度看，因为临时低价或免费而参与游戏，如果作为一次了解与体验沙盘游戏的机会，那还是很有意义的，但如果是带着捡便宜的心态去进行沙盘游戏，则无助于让心灵真正地进入沙盘游戏当中。

三、频率

沙盘游戏的频率通常是每周一次。在欧美一些地方，也有每周两次到三次的做法。

沙盘游戏也不是频率越高，心灵的变化就越快的。心灵有自己的节奏，遵循心灵的节奏，比拔苗助长来得更有帮助。

四、伦理考量

伦理问题是一个必须认真对待的问题。

游戏者在沙盘游戏过程中会暴露很多的个人隐私，沙游师需要以心理咨询师的伦理操守来要求自己，切实做到尊重与保守游戏者的秘密。同时，确保自己在沙盘游戏工作中的专业胜任力，在与游戏者的关系中保持中立，避免双重关系，等等，都是严肃的伦理问题。

如果想了解多一些伦理方面的要求，可以参考国际沙盘游戏治疗协会的《沙盘游戏咨询伦理守则》。

本章小结

本章简单介绍了沙盘游戏的设置，包括沙盘游戏室的设置以及沙盘游戏设备（沙盘、沙具、沙子、水）的设置，这些是进行沙盘游戏最基本的设置。同时，我们谈及了沙游师所需要具备的素质以及所需要的学习与成长。最后，我们也谈到了沙盘游戏实践应用中的工作设置，包括时间、收费、频率以及伦理考量等。以上这些组合起来就是沙盘游戏工作运作的框架，沙盘游戏的实践应用就是在这个框架下开展起来的。

本章关键术语

沙盘；沙具；设置；个人分析；督导；沙盘游戏咨询伦理

实训练习

了解沙盘游戏的设备、疗愈原理及设置

实训任务：

1. 掌握沙盘游戏的设备、设置与疗愈原理；
2. 学会介绍沙盘游戏的概念以及疗愈原理；
3. 了解沙游师的工作伦理和工作守则。

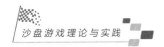

实训目的:

1. 加深对沙盘游戏的设置与规则的理解;

2. 巩固对沙盘游戏的工作原理和设置、设备以及工作守则等重要知识点的理解;

3. 增强小组成员间的互帮互助、团体协作精神,培养学生谦卑、求实的品格和终身学习的习惯。

实训导入:

请各小组同学进行分组练习:先轮流扮演沙游师与来访者并进行对话,最后小组讨论沙盘游戏的工作伦理和工作守则以及如何成为一名合格的沙游师。

实训器材:

沙盘游戏室一间,沙架、沙具、沙盘若干。

实训要求:

根据小组的人数,小组内分成2人一队,一人扮演沙游师,另一人扮演来访者,由沙游师对来访者进行沙盘游戏的介绍。

实训内容:

1. 角色扮演

(1)沙游师对来访者介绍沙盘游戏的概念和疗愈原理。

(2)沙游师对来访者介绍沙盘游戏的设备与设置。

2. 小组讨论

如何成为一名合格的沙游师?

实训步骤:

1. 各小组组长将组内成员分成2人一队;

2. 每队2人,根据实操内容分别扮演沙游师和来访者进行实操练习;

3. 小组学习沙游师工作的伦理守则并讨论如何成为一名合格的沙游师;

4. 各小组内成员互评,小组之间互评,最后教师评价总结;

5. 收放桌椅、沙具等实训器材。

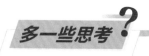

多一些思考

　　小明跟陈老师预约了15：00做沙盘游戏，但因为路上堵车，小明迟到了。他微信告知了陈老师要迟一点，但发完微信后，小明的手机就没电关机了。之后一直堵车，已经15：40了，小明还没有到达沙盘室。那么，如果小明16点还没能来到，陈老师是否应该等他呢？（陈老师16：00之后是空闲的。）

认为陈老师应该等小明的理由：

• 小明平时都是准时的，这次只是临时塞车。

• 小明已经告知陈老师了。

• 陈老师作为沙游师应该有更大的包容能力。

• 反正陈老师16：00后也没有特别的安排，应该通融一下。

……

认为陈老师不应该等小明的理由：

• 陈老师在与小明开始咨询之前就已经明确了时间安排，15:00到15:50是小明的咨询时间，过了这个时间，陈老师就完全可以去做别的事情。

• 如果迟到1小时应该等，那如果下次迟到1.5小时，等不等？

……

　　那么，你有什么自己的想法呢？

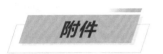

沙盘游戏咨询伦理守则

国际沙盘游戏治疗学会

总则

守则阐明了当前或者未来的沙游师需要共同遵守的伦理责任及其性质。

守则帮助沙盘游戏咨询协会建构其使命。

在沙游师开展专业工作和行动的时候，守则作为一种伦理指南，协助沙游师最大程度地利用好沙盘游戏咨询，并促进沙盘游戏咨询协会的发展。

守则作为沙游师伦理投诉和质询时的判决标准。

专业职责

（1）主要职责。沙游师及其候选人必须按照最高的伦理标准开展专业行动，并且以来访者利益最大化作为首要目标。这是沙游师及其候选人的核心职责。

对守则的熟悉性。沙游师及其候选人需要对这些伦理标准熟悉并且按照伦理标准身体力行。

（2）适用的法律。除了沙游师的伦理标准外，每一位沙游师及其候选人必须遵守咨询师认证和执业国家和地区的法律以及专业条例。例如《未成年人保护法》《精神卫生法》。

（3）知情同意。在开展沙盘游戏咨询之前，沙游师需要阐明沙盘游戏咨询的方法、每次咨询的长度和频率、收费安排、何时何地开始咨询以及咨询取消的条件。

（4）记录。沙游师及其候选人保存记录时，其初衷应是为来访者提供专业服务和当地法律、条例或机构和制度的需要。

保密性

保密性。沙游师及其候选人需要尊重来访者的权利和隐私，在没有得到来访者的同意或强大的法律和伦理判决要求下，不能将来访者的保密信息透露。

对保密性原则限制的解释。在咨询的开始和整个过程中，沙游师及候选人必须告知来访者保密原则的限制性，并且预见和识别到需要突破保密性的情况。

对来访者资料的专业使用。当来访者的资料用于专业场合时，来访者的身份和保密性必须受到保护。当资料用于大型场合，例如会议、公开演示、期刊论文和书籍的时候，必须获得来访者或来访者家长、法律监护人的手写同意书。

个案研究的保密性。在提交个案研究报告的过程中，必须签订一个声明，标明咨询师已经获得了来访者的手写同意将资料用于个案研究。

记录的保密性。沙游师及候选人需要确保记录被存放于安全的地方，之后经过授权的人才能获得记录。

保密资料的传递。沙游师及候选人需要预防和保证信息在通过电子途径传播中的保密性。电子途径包括但不限于邮箱、语音信箱、电话录音机、传真机和网站。

与来访者的关系

双重关系。必须避免与来访者、来访者的伴侣或来访者的家庭成员的非专业关系。

与候选人的双重关系。在一些情况下，沙游师会与受训的沙游师形成双重关系。在这种情况下，对于边界的界定需要进行特殊考量，例如候选人的个体分析师和督导的边界。根据国际沙盘游戏协会的视角，督导和个体分析师必须区别开来。此外，候选人的督导师、个人分析师和顾问不能作为候选人个案评审报告的评审人。

避免伤害。沙游师和候选人必须以避免伤害来访者作为准则来行动，并且尽可能减少和补救无法避免或无法预期的伤害。沙游师禁止与现任来访者及其伴侣或家人建立性关系、浪漫关系或交往。

禁止抛弃。沙游师及候选人不能抛弃或者忽视来访者。因此，在咨询中断的时候，例如休假、疾病，沙游师必须和来访者一起制定一个安排或者咨询延续的方式（如果有必要）。

恰当的终止。沙游师及候选人只在理由明显并且来访者不再需要帮助、不可能再从咨询中获益或者会被持续的咨询伤害的时候才能终止咨询关系。当在有必要的时候，推荐进行终止前的咨询或者结束咨询，以及提供其他求助途径。

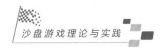

专业品行

专业能力。沙游师及候选人必须基于他们的教育、所受的训练、督导经验、状态、地区和国家、所获得的资质证书以及恰当的专业经验，在他们的能力范围内开展实践，只使用符合他们资质的咨询技术。

虚假陈述。沙游师及候选人不能虚假陈述他们的学术背景、专业训练、经验或所属的专业组织。沙游师及候选人不得向公众宣称有关他们的咨询方法的准备、技术和取向不准确或不属实的信息。

持续性的成长。沙游师及候选人必须维持高水准的能力并且持续追求个人和专业的成长和发展。

遵守伦理义务。沙游师及候选人遇到有关伦理责任和专业实践的疑惑时，必须采取合理的步骤向资深沙游师或相关领域专业人员进行咨询。

损伤。正在经历个人问题、生理或心理疾病的沙游师及候选人会导致能力不足或对某个来访者、同行或督导造成伤害。如果沙游师正处于这些情形下，他们必须寻求有能力的专业人士帮助他们去决定是否应该暂定、终止或限制他们的专业实践范围。

解析伦理问题

知识。沙游师需要理解沙游师的伦理守则，来自于其他专业组织适用的伦理准则，以及来自于认证机构及其团体的伦理准则。当出现不符合伦理的品行时，不知情或者知识缺乏不能作为逃避处罚的条件。

伦理与法律的冲突。如果伦理守则与法律、条例、其他合法管理机构产生冲突的时候，沙游师必须采取行动去化解冲突。如果冲突无法被化解，法律、条例和其他合法管理机构具有优先权。

伦理行为期待。沙游师和候选人期待其同行遵守伦理守则。当沙游师及候选人了解情况并且怀疑其他沙游师是否依据伦理守则行事时，必须采取恰当的行动。

非正式解决。当沙游师和候选人确信其他沙游师正在或者已经违背了伦理守则，在不违背隐私的情况下，他们必须先试图通过非正式途径解决这一伦理问题。

对违背伦理进行上报。如果一个明显的违背伦理行为已经造成实质性的伤害，或者很可能造成实质性的伤害，个人或组织无法通过非正式的途径恰当解决或者解决不妥当的时候，沙游师和候选人需要进一步采取行动。这些行动包括向国家、地区或国家协会或专业伦理委员会、国家认证机构提交诉讼。如果这种干预行为违背了国家或地区的保密原则，则这一标准不适用。

磋商。当对于某种特定的情况或行为举止是否违背伦理道德存在不确定性的时候，沙游师及候选人需要与其他具备伦理知识的同行、专业领域的同行或者权威机构的专家进行磋商。

与伦理委员会配合。沙游师及候选人需要协助伦理委员会或其他责任机构或委员开展调查、诉讼，并提供必要的条件，以判断对于违背伦理的控告。

不合理的投诉。沙游师和候选人不能够发起、参与或者鼓励进行鲁莽的伦理投诉，不加考量地或有意忽视反驳指控的事实。

被沙盘游戏协会除名的理由

可能的理由。沙游师或候选人如果被协会或其他专业组织除名，被吊销专业实践的执照或者被判刑，沙游师协会将根据沙盘游戏协会的守则进行调查和证实。

心理或生理障碍。任何可能导致沙游师或候选人无法实现潜在的咨询性合约或达到沙盘游戏协会所维持的标准，或者专业协会为沙盘游戏咨询协会提供他们对某个沙游师或候选人的调查和判决。

被沙盘游戏咨询协会除名的可能流程

无论是否发生，所属国家的沙盘游戏咨询协会根据规章和程序来处理伦理投诉。

所属国家的沙盘游戏咨询协会需要向国际沙盘游戏委员会报告投诉及其处理进展和结果。

如果所属国家的沙盘游戏咨询协会无法在所属国家妥善处理伦理投诉，国际沙盘游戏委员会将提供协助。

当一个沙盘游戏咨询协会会员提交一份书面的伦理违背报告，或在当地无法解决一个投诉的时候，沙盘游戏咨询委员会会指定三位会员听证并对伦理投诉进行调查。调查会员不能是与被投诉会员同属一个地区的会员。

第三章

沙盘游戏里的象征

个人无意识

颜色的象征

文化无意识

沙盘空间方位

集体无意识

沙具类别

数字的象征

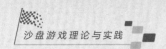

学习目标

1. 了解象征的意义；
2. 掌握沙盘游戏里的象征，能从不同层面理解象征的含义；
3. 掌握学习象征的方法。

内容概要

本章内容概要如图3-1所示。

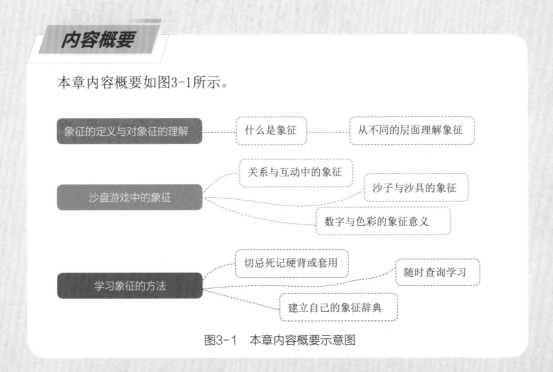

图3-1　本章内容概要示意图

谈到沙盘游戏，自然离不开"象征"。我们前面谈到，沙盘游戏是一种以荣格分析心理学为基础的心理分析方法。沙盘游戏是通过各种各样的象征语言，来呈现其对于心灵的意义的。

所以，无论是在沙盘游戏过程中沙游师与游戏者的互动，还是游戏者在沙盘中所呈现的沙具乃至沙形，往往都是一种象征性的表达。因此，要理解沙盘游戏，我们就要学习与理解象征的意义。

第一节　象征的定义与对象征的理解

在小学的时候，我们会争先恐后地加入少年先锋队，成为一名少先队员后，便光荣地戴上了红领巾。那时候，老师会告诉我们，红领巾象征着红旗的一角，是无数革命先烈的鲜血染成的，象征着中国人民不屈不挠的精神，也是正义、光荣、勇敢的象征。

这些就是红领巾所象征的意义。当然，红领巾所象征的可能不仅仅局限于这些。一位丧失了儿子的妈妈，她一直保留着儿子意外去世时所戴着的红领巾，对这位妈妈来说，这条红领巾也象征着她那已经不在身边的儿子。

可见，象征不是一种一一对应的关系，一个物品象征着什么，也许有无数种可能。那么，什么是象征呢？

一、什么是象征

象征

所谓象征，是指语言、名称甚至是图画，它们在日常生活中广为人知，但除了它约定俗成的意义及其明晰易辨的意义之外，它们还具有种种特定的含义。在这类言语、名称、图画之中，蕴含着某种模糊不清、不可确知或避讳的隐秘意义。

荣格把"象征"视为无意识的一种表现方式。在通常情况下，我们只知道自己意识中的内容，无意识的内容是无法被我们了解的。而通过梦、催眠或是沙盘游戏，无意识的内容通过象征的方式来到了我们的意识当中。

因此，我们需要了解，象征的本质是无意识、自发的表现，而不是已知事物的某一个符号。就像八分音符"♪"代表着"音乐"，那不是象征，而是一个固定的代表，是一个符号，是可以一一对应的。而象征，则往往是开放的，有时候也是因人而异的，是连接意识与无意识的途径，是我们与无意识沟通的语言。

有孩子在繁重的学习压力下，不被老师理解，回到家里还要承受父母的压力，他们就开始变得越来越喜欢吃，然后越来越胖，但到医院检查又查不出什么，医生只能鼓励孩子多运动、节食，但情况常常得不到好转。这往往就是无

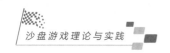

意识地用象征的语言通过鼓起的肚子在表达,"别再塞东西给我了,我已经快装不下了"。也有孩子会表现为便秘的症状,那也是一种象征性的语言,表示"太憋屈了,我找不到出口"。甚至有孩子莫名其妙地小腿痛,到医院检查也查不出原因,那也是一种"我承受不起压力了"的象征性的语言。

象征常常就是这样,它不是固定的,而是常常借助某些相似的意象来呈现无意识地想要表达的内容。

荣格曾用这样的话来描述什么是象征:"所谓象征,是指语言、名称甚至是图画,它们在日常生活中广为人知,但除了它约定俗成的意义及其明晰易辨的意义之外,它们还具有种种特定的含义。在这类言语、名称、图画之中,蕴含着某种模糊不清、不可确知或避讳的隐秘意义。"

所以,在象征里,这种"模糊不清""不确定"的特点,正是象征最有生命力的地方。荣格曾说过,"只有当象征孕育着意义时它才是鲜活的",也就是说,一旦象征被彻底意识化,它就失去了象征的功能了。

二、从不同的层次理解象征

在我们理解象征的过程中,同样的一个象征物,可能蕴含着不同层面的意义。这相当于荣格对无意识的理解:在我们的意识之下,首先是个人无意识,内容主要是我们个人经验所构成的情结,而在个人无意识更深之处,是集体无意识,是我们人类共有的无意识的内容,主要的成分是各种原型。

那么,当我们去解读象征的意义的时候,也可以从这样不同的层面去理解。比如,如果有人梦见一堆珠宝,或者在沙盘中放了一堆珠宝,那么我们如何去理解呢?

首先是意识的层面,也就是现实的层面。如果在现实中出现过与珠宝有关的事情,比如丢失了一串项链,或者获赠了珠宝礼物,等等,那这里呈现的珠宝,其意义可能与现实的情况有关。当然,严格来说,这并不属于象征,因为所呈现的珠宝跟现实生活事件是直接相连的,所以这只是一种提示物的意义而已。

然后是个人无意识的层面。也许是前男友送过一串粉色的水晶宝石给自己,现在他已经远走他方,恐怕一辈子都难以再见了。每当看到这种粉色水晶,就难掩一种无法言表的伤感。这时候,所呈现的珠宝可能就象征着前男友,或是象征着一段过往的经历,或是与前男友一起经历过的某个场景。

这些层面的内容,大多是个人情结的部分,是需要自己通过自我察觉与联想而读懂的，沙游师或分析师千万不要凭着自己的投射而对象征予以诠释，而要在对方自己阐释的基础上与对方一起去讨论与探索。

更深一层的解读，是从集体无意识的角度去理解。集体无意识是人类共同的心理内容，不是个人独有的，它的主要内容是"原型"，通过"原型意象"让我们感知得到。于是，从原型的角度看，珠宝可能意味着宝藏，意味着积极的能量，与"明亮""美丽""希望""完美""高贵""神圣"等意象相关，可能是"自性"原型的象征。

从不同层面理解象征

- 现实的层面
- 个人无意识的层面
- 文化无意识的层面
- 集体无意识的层面

还有的学者认为，需要在个人无意识与集体无意识之间，再增加一个对"文化无意识"的层面的理解。文化无意识不是个人的，也不是全人类所共有的，而是在某一特定社会文化背景下的某一人群所共有的无意识内容。比如，西方文化中的龙，是喷火嗜血的四足怪物，它代表邪恶，是西方勇士斩杀的对象；中国文化中的龙，则是吉祥、风云、权威的象征，是华夏民族的文化图腾（图3-2、图3-3）。

所以，当我们要理解某个象征物或某个意象的象征意义时，要从不同的层面去进行不同的解读。这可能是一个永无止境的过程，当我们对心灵抱有足够的敬意时，我们就不会自以为是地把自己的理解定格为象征的最终意义，而是带着诚挚的心，与他人一起去探索与领悟。

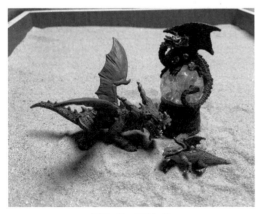

图3-2　西方龙

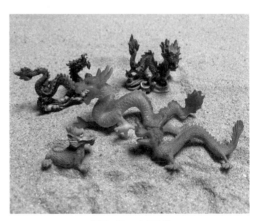

图3-3　中国龙

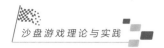
第二节　沙盘游戏中的象征

一、关系与互动中的象征

在沙盘游戏过程中，象征的表达是无处不在的，绝不仅仅局限在沙具的意义上。有时候，沙盘游戏还没开始，象征的表达已经开始呈现了。

比如，如果游戏者迟到了，或者是好几次都不能按照约定的时间来到，这样的行为本身可能就具有象征意义，意味着沙游师与游戏者之间的连接不那么顺畅，需要去察觉与探索其中的影响因素。

又比如，有的游戏者很害怕沙具架上的某些沙具，像骷髅头、蜘蛛等，但又想选一个这样的沙具放到沙盘里，他们可能会请沙游师帮他们拿。这种举动也是一种明显的正性移情的象征，意味着游戏者对沙游师已经建立起某种信任感。如果沙游师理解到了这种互动行为的象征意义，就更有助于理解游戏者在沙盘中的呈现及其意义了。

这些互动的行为，也可以理解为沙盘游戏中移情与反移情的表达，如果细心留意，这些表达是无处不在的。在这些表达里，本身就蕴含了很多的象征意义，如果对这些象征意义有了更细微与深入的理解，则非常有助于理解游戏者在沙盘中的表达，甚至可以更好地共情游戏者心灵的发展。

二、沙子与沙具的象征意义

（一）沙盘中空间方位的象征意义

关于沙盘中的象征表达，我们可以留意一下沙盘中空间位置可能蕴含的象征意义。

茹思·安曼（Ruth Ammann）曾任国际沙盘游戏学会主席，她发现，如果站在沙盘游戏者的角度看沙盘游戏的呈现，空间方位就有不同的象征意义。

茹思·安曼还发现，在沙盘的正中间，往往呈现的是游戏者的自我。左侧的部分，可能更多地偏重于无意识的内容，右侧则往往是更加意识化的内容。靠上的部分，常常与精神方面更接近，而靠下的部分则与身体、物质更加相关。

茹思·安曼用图3-4所示的示意图来阐释她对沙盘中空间方位的象征性的理解。

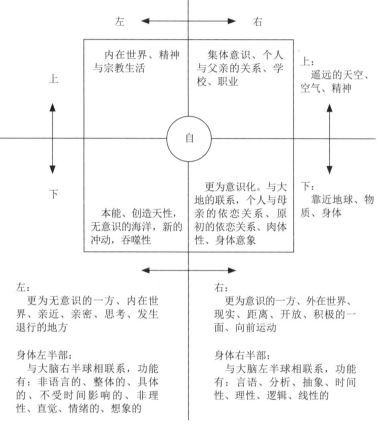

图3-4 沙盘中空间方位的象征意义

同时，茹思·安曼也强调，这些沙盘空间方位的象征理解只是一个供参考的框架，我们不能把它视为一种普遍适用的解释标准。就如多拉·卡尔夫的儿子马丁·卡尔夫所认为的那样，沙盘的世界是三维的，甚至是四维或是更加多维度的，如果局限性地以一个二维平面的空间方位意义来理解沙盘中的象征表达，可能就会错失其中真正的意义。

所以，具体的沙盘呈现与象征，还是要回到具体的沙盘中去寻找答案。

（二）沙子的象征意义

1. 沙子

沙子是岩石经历亿万年风吹日晒或是海水千万年的冲刷而形成的，它本身

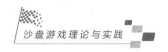

就带着古老的、神圣的、永恒的象征。作为自性的象征，珍珠的形成就是源自一粒沙子进入了蚌壳之中。沙子在蚌壳中孕育为珍珠的过程，也象征着沙盘游戏中游戏者在自由与受保护的空间里让心灵得到成长、发展的过程。所以，沙盘中数不清的沙子也象征着游戏者心灵走向整合的无限潜能。

在沙盘游戏里，有时候仅仅是看沙盘中沙子的形态，也能看到不同的象征意义。

（1）不触碰沙子

有的游戏者不太愿意触碰沙子，在沙盘里，除了放置的一些沙具，沙盘里的沙子像没有被动过一样，沙子平面平坦光滑，看不到丝毫痕迹。这其实是一个重要的象征信息，提示着游戏者抑郁的情绪，或是人际关系中的某种恐惧感，也可能提示着过往经历中所经受过的某种心理的创伤。

虽然游戏者往往以"感觉沙子有点脏"，或者"沙子硌手"等理由来解释自己不触碰沙子的原因，但这些只是意识层面的表面原因。从更深层的角度看，不触碰沙子可能意味着个人早年的心理成长得不到足够的发展，内心缺乏安全感，对外界缺乏信任，也缺少主动性。这些游戏者常常遇到人际关系困难的问题。

（2）触摸沙子

也有很多游戏者是愿意触摸沙子，也喜欢感受与移动沙子的。这也是一种反映自我状态的象征意义。触摸沙子或是移动沙子，往往提示着个人"自我存在的确认"，有些游戏者甚至会在沙子里按下自己的手印，这更是对自我存在的鲜明的确认。这些沙形所呈现的游戏者内在的心理动力，反映了自我的自主性与主动性。在沙盘中，游戏者的双手通过沙子触碰到了心灵的深处，这种连接也象征性地成了游戏者心灵转化与整合的前奏。

2. 干沙

在沙盘游戏中，有的人喜欢用干的沙子，有的人则喜欢用湿的沙子。无论是干沙或是湿沙，都同样具备前面所述的沙子的特性。尽管有时候我们认为湿沙盘常常意味着游戏者可能已经触及了心灵更深的地方，但我们千万不要因此而对应性地认为使用干沙就意味着在呈现心灵浅层的问题。干沙盘也同样可以反映心灵深层的情况。

因为没有水的作用，干沙在使用的过程中没有湿沙那么容易塑形，这会使干沙所呈现的画面或图案没有湿沙那么清晰，也就蕴含了更丰富的不确定性。

这些不确定性往往更能提示出一些隐含在无意识里的象征意义。

3. 湿沙

游戏者往沙子里加水，这个行为本身就带着进入潜意识的象征意义。水是生命之源，大海也是我们心灵深处无意识的象征。所以，当游戏者使用湿沙时，就意味着我们要更深入地关注沙盘中所呈现的无意识的内容了。

无意识的内容就像很深的海洋，深不见底，所以游戏者使用湿沙的方式也各不相同。

例如，游戏者如果用水来仪式化地清洗沙具，或者在沙具上洒水，那可能象征着去除不净之物的洗礼般的含义，里面蕴含着圣洁的意义。

又例如，游戏者把沙具浸入水中，那可能是一种象征性的死亡，也可能意味着退行到一个更原始与幼稚的境地，而如果沙具又从水中浮现出来，或者从水中回到"陆地"，则可能意味着新生。

再例如，如果游戏者使用的湿沙是一团泥浆般的混沌，那可能意味着心灵也在这种混沌和无序中挣扎着，或是被黏滞住，这时游戏者的边界感和人际关系可能都是混乱的。当然，这种混乱也像是盘古还没分开天地时的那种混沌，但里面却蕴含着天地新生的潜能。

无论如何，湿沙所蕴含的与无意识相关的象征意义是无穷无尽的，我们不能生搬硬套地把沙盘中的某个画面或者游戏者的某个行为直接对等于某种意义，而需要通过对象征的不断学习，去理解其中那些意象所蕴含的意义，而这些所蕴含的内容，却往往是有很多不同的可能性的。

（三）沙具的象征意义

每当谈到沙盘游戏中的象征意义，很多人首先想到的就是类似"某某沙具是什么的象征"这样的问题。的确，沙盘游戏的沙具有很多的类别，不同的类别中也有很多不同的沙具，这些沙具在沙盘游戏的过程中都承载着不同的象征意义，所以大家这样提问，也是可以理解的。

事实上，沙具架上那些形形色色的沙具，他们所承载的象征意义是无穷无尽的，但每一个沙具，都有一些基本的象征。例如一只狗，它基本的象征意义可能就包括"忠诚""守护""亲密"等，而一棵松树的基本象征可能代表"阳刚""永生""坚忍"等。但我们不能停留在这些基本的象征意义上，而要根据游戏者在沙盘中所呈现的不同的故事来理解每一个独特的情况下的象征意义，也要从现实层面、个人经历、集体无意识等不同的层面对象征进行理解。

也就是说，如果是两个不同的游戏者，在不同的情况下，即使使用了同一只狗，或是同一棵松树，它们的象征意义可能是完全不一样的，并不能简单地认为狗就是象征忠诚，松树就代表永生。也许，这一次，游戏者因为感觉到了压力的恐惧，而联想起小时候被狗追的恐怖经历，于是把狗放到了沙盘里；也或许，游戏者是一个虔诚的基督徒，某种神圣的意义让他通过一棵代表圣诞树的松树而联想到神的恩典。

因此，沙具的基本象征意义我们是需要了解的，但这只是基本的象征，我们需要不断地学习，如果有志于沙盘游戏的实践，那可以说，象征是需要终身不断地学习的。

一般来说，我们可以通过沙具的不同类别来了解它们一些基本的象征内容。

1. 神话传说类

每个民族都有自己的神话故事，我们中国有盘古开天辟地、女娲补天、夸父追日、后羿射日等，欧洲也有古希腊、罗马的神话故事，如天神宙斯、太阳神阿波罗、战神雅典娜等。除了神话，童话里面的一些人物与故事，比如圣诞老人、白雪公主等，都是跨越文化而让不同国家的人们耳熟能详的。

荣格认为，这些神话传说中的人物与故事，往往带有某种人类共有的原型的意象。也就是说，这些内容，即使不是在我们自己的文化中，它们也与我们内心深处是有无意识的连接的。

所以，当游戏者在沙盘游戏中使用这些神话人物时，我们除了要了解这个人物具体特征的象征意义，也要联系到神话原型的象征意义。

例如，如果游戏者选择了一个"后羿射日"的沙具（图3-5），我们除了要了解一个射手的象征意义外，还要注意到后羿射日是为了解救被烈日晒得无法营生的人民，那是一种"拯救者"的象征意义；而如果一名女性游戏者使用了"后羿射日"，则可能反映了这位女性内在的男性意象，而在女性内在的男性意象里，相

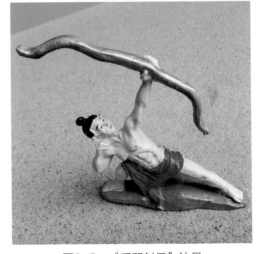

图3-5 "后羿射日"沙具

对于睿智的智慧老人，后羿更加体现出强壮身体的象征意义。当然，如果游戏者使用了"后羿射日"，我们也不要忽略了与之联系在一起的"嫦娥奔月"的故事，传说中，嫦娥是后羿的妻子，有时候在无意识的表达里，如果游戏者直接表达嫦娥遇到障碍，可能会通过后羿来切入。这些都是我们在理解象征的时候需要注意到的。

2. 阴影类

在沙盘游戏里，阴影的表达是非常常见的。所谓的阴影，就是我们意识层面不接受的或者是无法意识到的东西，是被我们所拒绝的东西。"死亡""妖邪鬼怪"常常就是替阴影呈现到我们意识中的事物。

有人认为，阴影是我们生病的原因，不逃避阴影，面对阴影，甚至与阴影交锋、与阴影和解，可以让疾病得以康复。在沙盘游戏里也是这样的。

常见的与阴影相关的沙具有骷髅、人骨、坟墓、墓碑、死神、阎王、黑白无常、棺材、蝙蝠、木乃伊、毒蜘蛛等，如图3-6所示。

3. 文化宗教类

宗教文化对人类心灵的影响是不能忽视的，世界上有很多不同的宗教，比如道教、佛教、基督教、伊斯兰教等，这些宗教所涉及的人物或相关的文化，都渗透着各自领域中的无意识内容，这些无意识内容呈现在人类意识可以看到

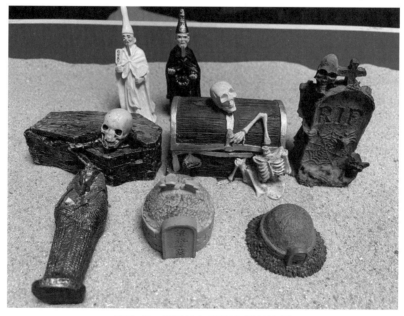

图3-6 常见的与阴影有关的沙具

的地方，就是相应的道德标准、民俗文化以及行为模式。

所以，如果在沙盘里出现了道士、罗汉、佛祖、观音、和尚、耶稣、十字架、教堂、天使、上帝等沙具（见图3-7），我们既要关注这些宗教文化的象征意义，也要关注

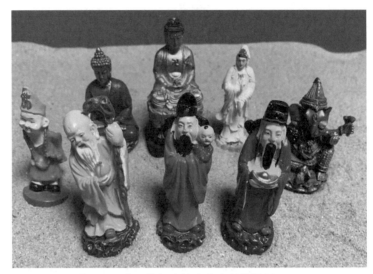

图3-7　常见的与宗教文化有关的沙具

其背后隐含着的集体无意识的心理内容。这些隐藏于心灵深处的原型的力量，往往正是帮助游戏者走出阴霾，让心灵得到转化与治愈的重要的内在力量。

4. 人物人体类

这个类别的沙具是多种多样的，可以是男人、女人或者老人、儿童；也可以是不同职业的人物形象，比如工人、农民、医护人员、警察、消防员、科学家、教师、学生、国家元首、小丑、乞丐等；也可以是关系人物的组合，比如夫妻、父子、母女、一家三口等；还可以是不同状态下的人物形象，比如站着的、坐着的、靠着墙的、躺着的、跑动中的等；甚至还可以是卡通人物的形象，比如哆啦A梦、大头儿子与小头爸爸、光头强等，如图3-8所示。

这些不同的人物形象，根据其所代表的角色与特点，我们

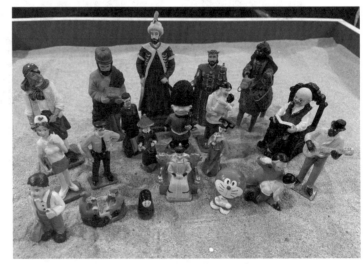

图3-8　常见的人物人体类沙具

可以引申出各自的象征意义。当然，每个人物身上所承载的角色与特点都是多方面的，究竟游戏者在沙盘中所要呈现的是哪个方面的意义，我们需要回到游戏者本身的心灵中去解读，而不能单纯地凭自己的感受来理解。

以上这些是完整的人，沙具中也有残缺的人体，比如缺了腿或手的残疾人，甚至是人体的某个部位，如眼睛、耳朵、嘴巴、手、脚等不同的人体部位，这些人体的部位通过其本身的功能以及扩展出来的作用，都具有相应的象征意义。

5. 动物类

动物的沙具也同样种类繁多。从进化程度的角度看，有进化程度较高的哺乳动物，也有进化程度较低的昆虫类动物。如鸟类、两栖类、爬行类、鱼类甚至微生物等都是常见的动物类沙具，如图3-9所示。

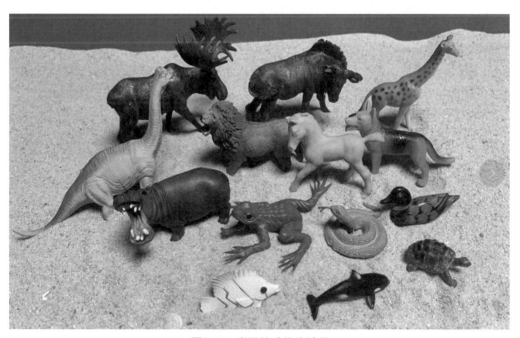

图3-9　常见的动物类沙具

从本能力量的角度看，可以分为史前动物、野生动物和饲养动物等。

从生活空间的角度看，也可以分为飞行动物、陆上动物、水生动物等。

在沙盘游戏中，我们要留意动物本身的特点及其象征意义，比如老虎可能象征着王者气度、勇猛、攻击性等意义，绵羊则可能蕴含着温顺、任人宰割等象征意义。心灵的发展跟动物进化的程度在无意识水平上也有着千丝万缕的联

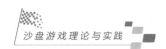

系。在沙盘里，心灵发展受阻而让心灵的某个部分停留在幼稚水平的人，更容易在沙盘游戏的过程中使用进化水平低的沙具，反之亦然。

除此之外，我们也要关注动物本身所带有的文化意涵，比如中国文化里的十二生肖有着各自的象征意义。又比如蝙蝠，在中国传统文化里可能和吉祥有关，而在西方则与吸血鬼的邪恶有关。

6. 植物类

植物类沙具跟动物类沙具一样种类繁多，通常有树木类、草本类、花卉类、蔬菜水果类等。常见的植物类沙具如图3-10所示。

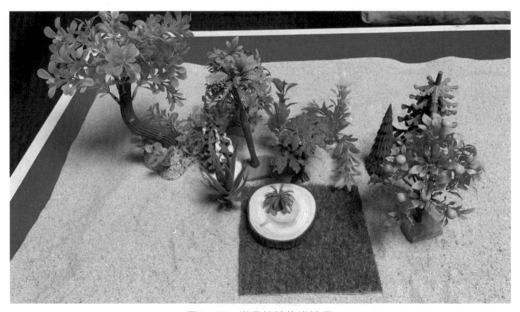

图3-10　常见的植物类沙具

植物跟动物不一样的地方是，它会随着一年四季的气候而变化，这就象征着人类生命的周期性循环。在我国的中医学里，也是用"春生夏长，秋收冬藏"来诠释我们心神的变化（《黄帝内经·素问·四气调神大论》）。所以，在沙盘里，植物不同的状态，也反映着游戏者心境的状态。

同时，在人类漫长的繁衍生息的岁月中，无时无处不在跟植物相处，所以植物的意象也深深地浸润在我们的文化生活中，因此，几乎每一种植物都有着独特而又丰富的象征意义。

比如莲花，在佛教文化里象征着神圣，在中国文化里则借由周敦颐的名句"出淤泥而不染"而象征着清净明澈与独善其身。中国古代传说中的哪吒剔骨还父后，再重新从莲花中化生出来，因此莲花也带有了重生的象征意义。这与埃及文化中莲花因随着太阳的起落而开合而被视为转世与出生的象征，有着跨文化的无意识的契合。从无意识更深的层次看，莲花圆形、对称的意象，也象征着整合、圆满的自性的意义。

7. 自然物质与现象类

太阳、月亮、彩虹、星星、宝石等，都是沙盘游戏中常被使用的自然物质与现象类沙具（见图3-11）。这些意象与人类心灵的互动是更为久远与深邃的，古往今来，无数人从这些宇宙的意象中得到心灵的启迪。在沙盘游戏中，这些沙具的使用也具备着同样的象征意义。

此外，像山川、河流、湖泊、海洋、石头、道路、洞穴、沙漠、火、闪电、云等，都是沙盘游戏中常出现的意象。有一些可以使用沙具来表达，有一些则可以利用沙子与沙盘的海蓝色底部来呈现。无论如何，这些自然的景观，都承载着我们人类的某些心灵的属性，具备相应的象征意义。

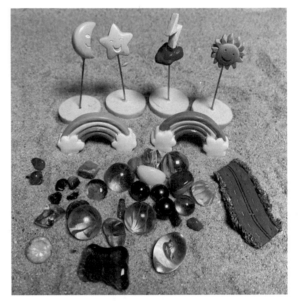

图3-11　常见的自然物质与现象类沙具

8. 符号与形状类

有一些符号与形状，也带有丰富的象征意义。

常见的有圆形、三角形、四方形、同心圆、螺旋、五角星、六芒星、太极图形、球体等。

这些看似简单的符号，却在心灵的深处与我们有着无法割裂的联系。

比如"圆"，它无始无终，却围绕着一个中心点，沙盘游戏的创始人多拉·卡尔夫认为，这种围绕着中心的无尽循环，在个人的体验里，是一种与生俱来的神圣感受。在各种宗教中，都有着围绕圣坛转圈的仪式。于是，圆通常代表着完整、永恒与完美。

同样的，三角形象征着"稳定"，或是"三位一体"的意象。如太极图意味着阴阳互变、互相依存与转化，等等。

图3-12所示为常见的符号与形状类沙具。

9. 交通工具类

交通工具是我们在日常生活中经常接触到的东西，常用的有汽车、轮船、飞机、自行车、火车、竹筏、独木舟等。图3-13所示为常见的交通工具类沙具。

游戏者在沙盘中使用交通工具，往往可以体验到一种运动与前进的感觉，是一种能量与动力的象征。

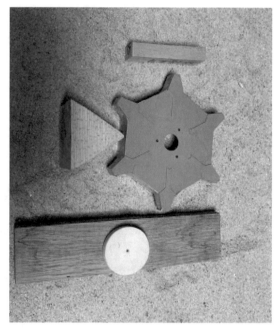

图3-12 常见的符号与形状类沙具

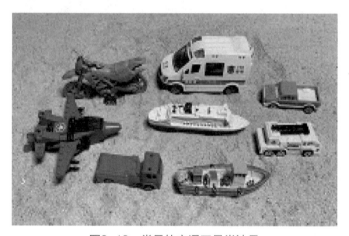

图3-13 常见的交通工具类沙具

同时，交通工具都是随着人类智能的发展而创造出来的，不是自然存在的事物，所以相较于自然物质，交通工具所承载的象征意义，会相对偏向于意识的层面。

10. 体育运动类

"生命在于运动"，体育运动也是人类日常生活中所熟悉与喜爱的，比如足球、篮球、跑步、武术等。在体育运动中，我们能够感受到力量、灵气、主动性等体验，在沙盘游戏中，体育运动类的沙具也承载着相应的象征意义（图3-14）。

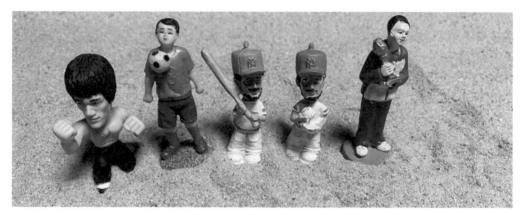

图3-14　体育运动类沙具

11. 建筑物类

人类自从进入文明社会以来，就创造了各种各样不同的建筑。不同的建筑物呈现着人们不同的文化与对世界的态度。建筑物类沙具在沙盘游戏中也是常被使用的，常见的有民居、平房、别墅、宅门、桥梁、水井、凉亭、寺庙、教堂、城堡、灯塔等普通的建筑物；也有世界著名的、独特的建筑物，比如天安门、埃菲尔铁塔、自由女神像、凯旋门、古罗马大剧院、金字塔等，图3-15所示为世界著名建筑物的沙具。

不同的建筑物对人类有着不同的功能与意义，沙盘游戏中的这些沙具也具备着不同的象征意义。同时，一些类似于房屋的建筑物，尤其是一些低矮的、

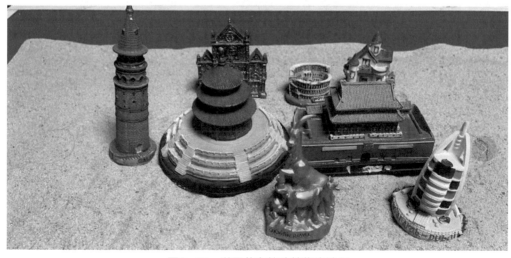

图3-15　世界著名的建筑物类沙具

圆形的建筑物，它本身就具备着类似子宫的"容器"的作用，当它们出现在沙盘游戏里时，我们也不要忽略了这个"涵容"的意象，以及与之相关的母性的意象。同样，一些高耸的建筑物，如塔形的建筑，往往自带着一种权力的象征，也常常与男性的生殖器相联系，我们也要同样考虑到相应的象征意义。

12. 家居用具与食品类

家居用具与食品是我们日常生活中所必然涉及的。比如锅、碗、瓢、盆等厨房用具，床铺、椅子、沙发等居室家具，还有扫帚、镜子、浴盆、时钟等，都是生活中常见的事物。

而饮食类的沙具在沙盘游戏中也十分常见。面包、米饭、面条、汽水、牛奶等，对于心灵需要得到滋养的游戏者而言，常常是他们喜欢选择的沙具。

图3-16所示为家居用具与食品类沙具。

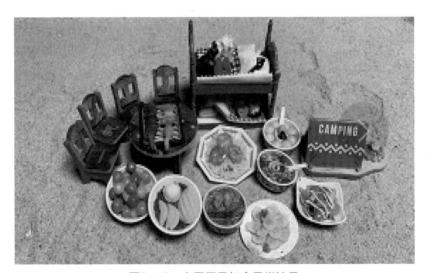

图3-16　家居用具与食品类沙具

13. 武器类

对于一些内心充满冲突的游戏者，武器类的沙具则成了他们表达内在攻击性的象征，也是他们自我保护、自我防御的象征。而从攻击性的角度看，也不能忽视需要从"性"的角度去理解游戏者内心的动力。

常见的武器类的沙具有枪支、炸弹、长矛、盾牌、斧头、弓箭等，如图3-17所示。在沙盘游戏中，这些武器常常与士兵、印第安人等配合使用，但不出现士兵，只出现武器的情况也是很常见的。

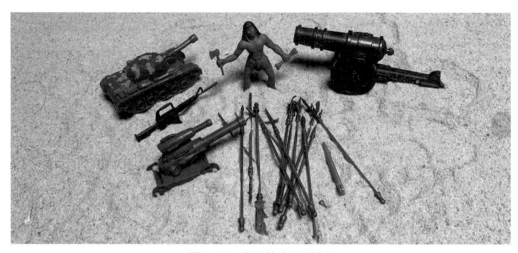

图3-17　常见的武器类沙具

14. 其他类

其他类别是指那些不同于上述类别的各种沙具。也就是说，各种千奇百怪的东西都可以纳入其中，比如一些自创的形象、面具、乐器或者是一些用于创造性表达的棉花、针线、小布块等（图3-18）。当这些类别的沙具被游戏者使用到沙盘游戏中时，我们需要从游戏者所创作的沙盘故事中去理解它们的象征意义。

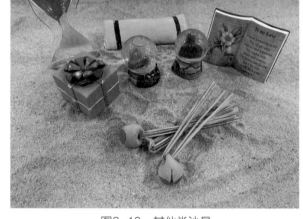

图3-18　其他类沙具

以上所提到的这些类别，它们之间可能是互相重叠的。比如一个蜘蛛，可能既属于阴影的类别，也属于动物的类别；一个圆圆的石珠既属于颜色形状的类别，也属于自然物质的类别；等等。分类不是最重要的，在沙盘中理解它独特的象征意义才重要。

在这里我们只列举一些主要的沙具的基本象征意义，或者是某一些类别的沙具的象征意义，而没有一个个地去介绍它们的象征意义。市面上有很多相关的书籍，比如《世界文化象征辞典》《中国文化象征词典》等，也有一些专门介绍沙盘游戏沙具象征的书籍，这些都可以帮助我们去了解沙具的基本象征意义。

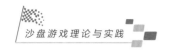

三、数字与色彩的象征意义

除了沙子与沙具，沙盘游戏中所呈现的与数字及颜色相关的意象，其中所蕴含的象征意义，也是我们不能忽略的。

（一）数字的象征意义

数字在人类历史发展的过程中，一直起着不可或缺的作用。在中国古典著作《黄帝内经》开篇的《素问·上古天真论》里，就提到了"上古之人，其知道者，法于阴阳，和于术数"，这里所指的"术数"，就承载着中华文明里数字的意义。我们可以发现，无论是"河图洛书"中对数字意义的阐释，还是几千年前的《易经》中对数字的演算与理解，都反映了数字对中国人而言丰富的象征意义。

在世界各地，数字对人们的影响，也是意义非凡的。即使是在不同的文化里，数字所蕴含的象征意义常常是相通的，这既让数字的意义带上了神秘的色彩，也印证了人类集体无意识的力量。

在沙盘游戏中，数字也承载着同样的无意识的力量。最简单的例子是，如果我们看到沙盘里有一条孤零零的鱼，或是两条成对游泳的鱼，或是一群错杂嬉戏的鱼，其中所带出的象征意义是完全不同的。所以，当具有数字意象的内容呈现出来时，我们需要去理解其中的象征意义。

数字"一"：这是一个神奇的数字，既可以表示很小，也可以表示整体。通常情况下，"一"具有"开始""整体"的象征意义，代表着新的开始。在沙盘中，可能表现为"一堆沙子""一个人""一条恐龙"等，也可以用"独眼龙""独角兽"等方式隐晦地表达出来。当沙盘中出现"一"的意象时，可能象征着游戏者正在体验着一种"开始""重生"的意义。

数字"二"：这是一个代表着"差异""矛盾""依存"的数字，它既可以象征着分裂，又可以象征着复合；既可以体现互相吸引，也可以体现互相排斥。在沙盘游戏里可以呈现为成对的沙具，也可以表现为对垒的战斗阵营。

数字"三"：这是一个神圣的数字。在中国文化里，有"一而再，再而三"的说法，"三"之后就没有再说了，意味着"三"象征着完整或是整体。《道德经》里提到"道生一，一生二，二生三，三生万物"，也意味着"三"具有无限创造力的象征意义。在西方的文化里，"三位一体"也是一种"完整"

的象征。我们也知道，三角形是一种稳定的结构。这些都呈现了"三"所象征的"神圣"与"完整"。同时，我们也会说"事不过三"，可见"三"也有"过分""自我膨胀"的意涵。

数字"四"：这个数字常常代表着"稳固"和"全面"，并与"涵容""接地气"等意象相关。我们都知道，世界各地无论哪种文化，表达方位都是用"东南西北"四个方向；表示气候都是"春夏秋冬"四个季节。所以，这个数字就像大地一样四平八稳，也像大地母亲一样承载着我们的世界。荣格在基督教圣洁的"三位一体"的基础上加入邪恶的撒旦，成为"四位一体"，并认为这才是更完整的整合。

数字"五"：从排序的角度看，这是一个处于中间位置的数字，在中国的"河图洛书"中，"五"也处于中心的位置。在中国文化里，"五"包含着"基础的""基本的"的意蕴。中国文化里的"五行"是构成世界包括我们人类自身的最基本元素，就像人有五官、手有五指一样。

数字"六"：这个数字常常是"统一"与"和谐"的象征。由六芒星所形成的"大卫之盾"，既是以色列犹太人团结一致的象征，也被用作人类灵魂的表意符号。而在现代的中国文化里，"六六大顺"寓意着一种"事事顺利"的祝福，也是沙盘游戏里"六"可能承载的象征意义。

数字"七"：这是一个带有神秘意味的数字，也是代表"完整"意涵的数字。我们的北斗就是由七颗星星组成的；音乐有七个音阶；中国古人写诗喜欢写七言诗，即便是被分隔于天上、人间的牛郎织女，也是在七月七日才能重聚。

数字"八"：这是一个代表"圆满""万象更新"的数字。"八"这个数字让万事万物变得更加平衡，也被认为是一个吉祥的数字。

数字"九"：这是一个吉祥的数字，它是个位数中最大的数，也代表着永恒与完整。在故宫，有"九龙壁"；中国古代皇帝被称为"九五之尊"（九为最大，五位居正中）。

数字"十"：这是一个完整周期的代表，也是"完美""圆满""全部"的象征。

以上是对数字的象征意义的一个极简的概述。实际上，数字所蕴含的意义远比上述所列举的内容更为深邃与广博，甚至比我们所知道的、所想象到的还要多得多。我们需要在实践中不断地学习和理解，才能更深入地发现沙盘中数字所蕴含的无意识的内涵。

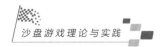

延伸阅读

《象征世界的语言》　　《世界文化象征词典》　　《象征之旅》

戴维·方坦纳 著　　　汉斯·彼得曼 著　　　杰克·特里锡德 著

何盼盼 译　　　　　刘玉红 等译　　　　　石毅 等译

中国青年出版社　　　漓江出版社　　　　　中央编译出版社

（二）颜色的象征意义

除了数字，不同的颜色在沙盘中也有不同的象征意义。与数字相比，颜色的象征意义更有感受性，所以颜色也被称为可见的情绪情感。就像我们一看到大红色就感受到兴奋，而天蓝色则让人感受到平静一样，颜色的意义是可感受的。

总体而言，像红色、橙色、黄色等颜色能让人联想到火热、太阳等暖热的事物，被称为暖色；而相对应地，蓝色、绿色等会让人联想到冰雪、水等凉凉的事物，被称为冷色。沙盘中如果出现暖色调或是冷色调，可能象征着游戏者心中的温度。

具体而言，不同的颜色可以有以下一些不同的象征意义。

红色：这是生命的颜色，会使人感到兴奋，与自然界的生命力相关，常常象征着力量、冲动、热情、性欲、爱情、愤怒、危险等。

黄色：黄色和金色比较接近，金黄色可能象征着太阳、高贵。中国古代只有至高无上的皇帝才能使用黄色。在佛教里，黄色则象征着摒弃杂念、谦卑；在基督教里，黄色却代表着奸诈与背叛。当红玫瑰代表着爱情的时候，黄玫瑰却象征着嫉妒与失去的爱情。

蓝色：蓝色容易让人联想到天空、海洋，那是一种无穷无尽的、永恒的、原始的意象。同时，蓝色又是一种冷色调，让人平静，让人思考，它也有真理、智慧、和平、忠诚的象征意义。在英语中，蓝色还具有哀愁与伤感的意涵。此外，蓝色有男性性别的意涵（红色与粉红色则有女性性别的意涵），如果一名男性游戏者的沙盘中出现了大量的粉色，或是一名女性游戏者的沙盘里出现了大量的蓝色，都值得我们去多加留意。

绿色：这是一种植物的颜色，会让人联想到万物复苏、植物发芽生长，象征着人们青春的朝气蓬勃，象征着清新脱俗，也象征着未来与希望。

紫色：在中国，紫色是一种高贵的颜色，中国古代的官服里，只有高品级的官员才能穿紫色的服装。在佛教中，紫色也是神圣的颜色。紫色常常象征着神秘、高贵、优雅。

白色：白色常常代表着纯洁、天真、神圣、善良、真理。西藏人会为重要的客人献上白色的哈达，以表达最圣洁的祝福。基督教的教皇也穿着白袍，象征着连接天堂的圣洁之路。同时，白色也是一种哀伤的颜色，象征着冷漠、死亡，常被用于丧礼、丧服。

黑色：黑色容易让人联想到黑夜、神秘、邪恶、阴森、恐惧、死亡、悲伤，但也可以象征着严肃、尊重、刚正、优雅。

和数字的象征意义一样，颜色的象征意义也远远超越上述简单的介绍，要更好地理解沙盘中颜色的象征意义，需要我们回到沙盘中，走进游戏者的心灵中，去好好学习。

第三节　学习象征的方法

一、理解象征切忌死记硬背或套用

当我们了解了沙盘游戏中的象征表达后，我们就明白：要不断地深入学习，才能更好地理解沙盘游戏中的象征意义。而这个不断学习的过程，并不能靠死记硬背，也不能把这种情况下的象征意义套用到另外一种情况里。

正如本章第一节所提到的那样，同样一个物品，在不同的人眼里，可能象征的东西是不一样的，即使在同一个人身上，在不同的时候，象征意义也会有所区别。即使是同样的人在同一次沙盘游戏中，同一个象征物，在现实层面、个人过往经历层面与心灵最深处的原型层面，其中所蕴含的象征意义也是不一样的。

所以，我们一定不能用背诵象征知识的方法来理解沙盘中的象征语言，而要回到具体的游戏者身上，回到具体的沙盘游戏过程中，去感受与理解其中的象征性表达及其意义。

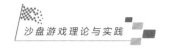
二、随时查询与学习

当然，学习象征并非只靠感受，基本的象征知识还是要了解的。本书前面"延伸阅读"中所推荐的关于象征的书籍，是可以去阅读、学习的，但不要要求自己完全记住书中的内容，只要我们有印象，在沙盘游戏实践中如果又遇上了类似的情况，我们是可以重新去查阅的。

除了书本，现在网络资讯也非常方便，很多时候我们甚至不用去翻书，只要上网去搜索一下，就能搜到很详尽的象征解释。所以，与其"死啃"有关象征的书籍，不如随时上网查询或是向同道请教。

当然，必须时刻谨记，即便是从书中或是网上查到的内容，都不能直接套用到沙盘游戏的理解中，我们依然需要回到沙盘游戏的情景里，走进游戏者的心灵，才能真切地理解沙盘中所表达的象征意义。

值得一提的是，查询虽是一种有效的方法，但只是应急的举措。如果要增强自己理解象征的功力，那就要像学习其他任何的学科知识一样，脚踏实地、持之以恒地去培养自己这方面的修养。多学习分析心理学的理论，多阅读神话、童话以及文学艺术作品，多在实践中锻炼自己对梦的解读、对意象的分析、对沙盘的理解，这样才能帮助我们吸取到更多关于象征的知识，提高我们阅读象征语言的水平。

三、建立自己的象征辞典

最后，介绍一种学习与积累象征知识的方法：建立自己的象征辞典。

这并不是一件复杂的事情，却是一件不容易坚持的事情。建立自己的象征辞典其实很简单，就是自己在电脑里建立一个可以不断更新的文档，可以用WORD文本，也可以用EXCEL表格，或者任何你所熟悉的文档格式来记录你遇见过的象征表达。

当你遇到一个新的象征物时，比如以前没有遇到过郁金香，某天刚好在沙盘里遇到了，那就可以在文档里新增两行，把郁金香象征着"神性""财富"增加到自己的象征辞典里（最好是每一种象征意义单列一行）。

又或者，原来的象征辞典里，已经有"猪"这一条象征栏目了，里面记录了"愚蠢""懒惰""贪吃""肮脏""厚道""宽容"这六种象征意义。某天遇到一位游戏者在沙盘里呈现了一头猪，而这头猪却在野人面前勇敢地保护了自己的孩子。于是，你就会发现，原来猪还可以象征着"母性""勇敢"，那么你就可以在你的象征辞典中"猪"的栏目下再增加两行，记录下"母性""勇敢"这两个象征意义。

这样日积月累下来，在你自己的象征辞典里，就记录了越来越丰富的象征解读，而这些对象征的理解，都是从一个个活生生的案例中总结出来的，是有血有肉的，不仅仅是书本上枯燥的文字。这样下来，自己在阅读中对象征的解读也会越来越丰富。当在实践中再遇到同样一个象征物，你就能应对更多的可能性，而不会只把象征指向有限的一两种理解里面。

本章小结

　　本章简介了沙盘游戏中关于象征意义的解读。首先，我们了解了什么是象征，象征不是一种一一对应的关系，象征常常是不固定的，它常常蕴含着某种模糊不清、不可确知或避讳的隐秘意义。

　　同时，象征的语言也是多层次的，我们可以从现实的层面、个人情结的层面、文化无意识的层面、集体无意识的层面去进行不同的解读。

　　在沙盘游戏实践的呈现中，无论是游戏者与沙游师之间关系的层面，或是沙子、沙形、沙具的表达，乃至沙盘中数字、颜色的意象，都承载着各自的象征意义，我们需要在实践中具体地把握。

　　最后，我们探讨了学习象征的方法，强调不要死记硬背或套用，可以边学习边查询，也可以通过拓宽阅读与深入了解分析心理学来增强自己阅读象征类书籍的能力。建立并不断丰富自己的象征辞典，是学习象征的有效方法。

本章关键术语

　　象征；个人无意识；文化无意识；集体无意识；沙盘空间方位；沙具类别；数字的象征；颜色的象征

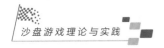

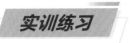

了解沙盘游戏的象征

◆ 实训任务：

1. 掌握沙盘游戏中的象征意义；
2. 学会从不同层面理解沙具的象征含义；
3. 建立象征学习词典。

◆ 实训目的：

采用小组学习法和讨论法加深学生对沙盘游戏中象征意义的多方位理解，学会在实践中从不同层面去理解沙具的象征含义，培养学生独立思考的能力以及分析问题的逻辑性、客观性和全面性。

◆ 实训导入：

关于沙盘游戏中象征的意义，现在进行实操练习：先由教师展示个案沙盘照片，介绍个案背景和症状，请同学们分析沙盘里象征的意义，然后各小组同学进行沙盘的摆放，组内成员谈谈沙盘中各个沙具摆放的象征意义。

◆ 实训准备：

沙盘游戏室一间，沙架、沙具、沙盘若干，钟表、沙漏。

◆ 实训要求：

分组练习时，采用主题沙盘，沙盘主题确定后，每人可拿3～5个沙具进行摆放，摆放结束后小组成员讲述自己选择沙具的意图，然后发表意见并进行讨论。

◆ 实训内容：

1. 教师展示案例PPT，请学生发表对图中沙具呈现的象征意义的理解；
2. 小组讨论：各组制作一个沙盘，讨论每个成员所拿沙具的各个层面的象征含义。

实训步骤：

1. 教师展示个案PPT；

2. 教师介绍来访者的求助问题以及成长经历和背景；

3. 同学们分析PPT中沙具的象征含义；

4. 分组练习：各小组制作沙盘，然后小组成员讨论并分析每个沙具的象征意义；

5. 学生开展读书会，设计并建立象征词典；

6. 教师总结；

7. 收放桌椅、沙具等实训器材。

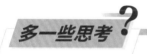

1. 在沙盘游戏中，对沙盘和沙具的理解为什么"按图索骥"是不可取的？

2. 关于象征的理解，你有哪些好的建议？

第四章

沙盘游戏的相关理论基础

集体无意识

心理投射

自性

无意识

自性化

心理类型

积极想象

移情与反移情

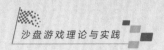

学习目标

1. 掌握沙盘游戏的相关理论知识；
2. 了解中国文化与沙盘游戏的渊源和重要作用；
3. 理解自性与自性化、个人无意识与集体无意识、原型、积极想象等重要概念。

内容概要

本章内容概要如图4-1所示。

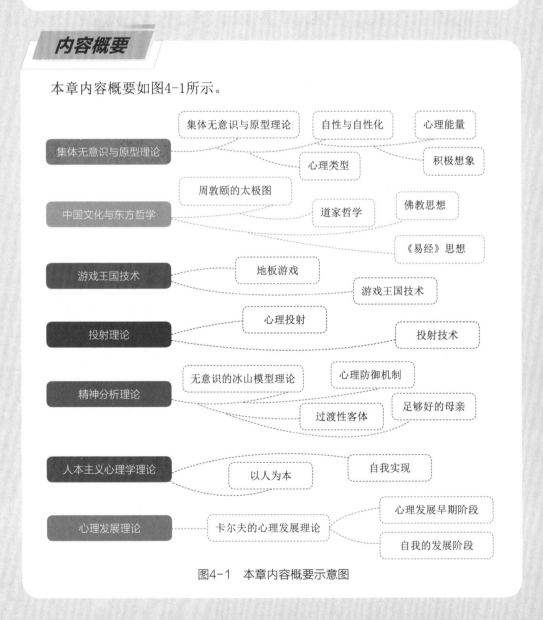

图4-1　本章内容概要示意图

关于沙盘游戏的相关理论基础以及沙盘游戏是什么，我们在前面的章节提到，在2005年国际沙盘游戏治疗大会上，与会专家一致通过了对沙盘游戏的表述：

沙盘游戏是一种以荣格分析心理学原理为基础，由多拉·卡尔夫创立的心理治疗方法。

因此，荣格分析心理学的理论，自然是沙盘游戏最重要的理论基础。同时，就如多拉·卡尔夫在她的著作中所提到的，中国文化与东方哲学思想以及洛温·菲尔德的游戏王国技术，也为她创建沙盘游戏疗法提供了重要的思想理论支持。此外，在沙盘游戏的实践应用中，心理投射理论、精神分析理论、人本主义的思想以及诺依曼与卡尔夫的心理发展理论等，都为我们进行沙盘游戏与理解沙盘游戏提供了很好的理论支持。

第一节　荣格分析心理学

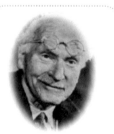

卡尔·荣格（C-G-Jung，1875—1961），瑞士著名心理学家。他开创的分析心理学，直至现在，仍对当代的心理学、哲学甚至整个人文学科都产生着重要的影响。荣格是世界上最有影响力的心理学家之一。

荣格是继弗洛伊德之后对世界最有影响力的心理学家之一，他的思想非常广博，涉及了人文学科的方方面面，而荣格学说的特点之一，便是对各种学科思想的整合。在荣格众多的理论与技术中，"集体无意识"或是"原型"的理论、"自性化"理论、"心理能量"理论、"心理类型"理论以及"积极想象"的技术，都对沙盘游戏的发展有着积极的影响。

一、集体无意识与原型的理论

"集体无意识"的概念，是荣格对弗洛伊德的"个体潜意识"的发展与创造。弗洛伊德认为人的心理可以划分为"意识"与"潜意识"两个部分，意识是我们自己能察觉的心理过程，而潜意识则是被我们压抑、无法被我们察觉的心理内容。而荣格发展了弗洛伊德关于潜意识的认识，并指出，弗洛伊德所谓的"潜意识"，是个人的无意识心理内容，与个人的经验有关。

荣格把无意识分为"个人无意识"与"集体无意识"。个人无意识由各种"情结"构成，这些情结与我们的生活经历常常是相关的，触碰到这些情结的时候，也容易引发我们的强烈情绪。"集体无意识"则是人类心灵中所包含的共同的精神遗传，它的主要内容是"原型"。原型在无意识里处于比个人无意识更深的地方，所以我们通常无法直接认识到它，但可以通过一些意象——荣格称之为"原型意象"——来观察它。荣格列举了一些典型的原型意象，比如"阴影""人格面具""内在儿童""智慧老人""阿尼玛""阿尼姆斯""自性"等。

原型意象是无法穷尽的，就像荣格所说，有多少种典型的生活情境，就有多少种原型意象。

上面的表述因为涉及荣格心理学的关键概念，无法随便略过，理解起来可能有点困难。其中最重要的一个概念，就是集体无意识的概念。它是人类心灵中所包含的共同的心灵遗传，这是什么意思呢？

举个例子，比如我们很多人可能怕黑，即使是在家里，如果突然停电，到处漆黑一片，即使明知道那里没有毒蛇猛兽，也没有坏人杀手，自己以前也从未有过在漆黑中受到惊吓的经历，但内心还是会感到紧张和害怕。这就是集体无意识在我们心灵深处的印记。在千万年前，我们的祖先在没有光明的漆黑中蒙受着死亡的威胁，这种对黑暗的恐惧深植于我们祖先的心灵深处，并一代一代地传承下来，所以，到了我们这一代，黑暗其实已经不会带给我们必然的危险，但我们无意识深处的恐惧依然存在，那就是集体无意识。而在这样的情形下，"死亡原型"可能就是此刻心灵里集体无意识的内容了。

在沙盘游戏里，凭着手与沙子的接触，在"自由与受保护的空间"里，我们的意识就很可能与无意识达成连

"无意识"与"潜意识"

弗洛伊德提出的"潜意识"，与荣格所提出的"无意识"，在原文里（包括英文）都是"unconscious"，但他们所指的内涵是不一样的。弗洛伊德的"潜意识"是指潜藏在意识之下的心理内容，荣格认为那是属于个人范畴的无意识内容。荣格将无意识分为"个人无意识"与"集体无意识"。集体无意识是人类共有的心理内容。为了简单区分二者在这个概念上的区别，我们常常在中文里把弗洛伊德的概念翻译为"潜意识"，而把荣格的概念翻译为"无意识"。

"集体无意识"与"原型"

集体无意识是人类无意识中比个人无意识更深层的部分，与个人经验无关，是人类共有的心理经验。

它的主要内容是"原型（archetype）"。原型是人类原始经验的集结，它们像命运一样伴随着我们每一个人，影响着我们的心理与行为。

接。如果连接了个人无意识的内容，可能触发一些与个人生活经历有关的情绪体验，如果连接了集体无意识的内容，可能触发某些原型的意象与体验，这些往往会在沙盘的呈现中以象征性的方式表达出来，需要我们对它们有所察觉与了解。

二、自性与自性化

> **沙盘游戏与"自性化"**
>
> 沙盘游戏就是一个帮助游戏者与自性产生连接，并在自性的驱动下让自己走向完善的"自性化"的过程。沙盘游戏不是沙游师对游戏者的教育或教化，也不是沙游师通过沙盘游戏来推动游戏者的心理发展，而是通过营造一个"自由与受保护的空间"，让游戏者在自性的推动下，自己得到转化与治愈。

在荣格众多的"原型"理论中，"自性（self）"是一个重要的概念，也是一个重要的原型意象。荣格的这个概念有很多不同的中文译名：中国台湾的版本常翻译为"本我"，周党伟则把它翻译成"原我"，申荷永借鉴中国禅宗《六祖坛经》里的"何其自性，本自具足"而把这个概念翻译为"自性"。

"自性"这个概念很难用一句话简单描述清楚，如果用通俗一点的语言来说，它是人类心灵中最核心的能量中心，它推动着我们人生的发展，如果我们看不到它，它就是我们的命运；如果我们能与之产生连接，我们就能一定程度地主宰自己的生命。

沙盘游戏的创立者多拉·卡尔夫注意到，在沙盘游戏里，自性引领着游戏者心灵的发展。能帮助游戏者得到转化与治愈，帮助他们修复心灵创伤、发展自己走向完整的，不是"九阳神功"，而是游戏者心灵内在的自性的力量。

作为沙盘游戏工作者，有一个重要的理念是我们需要去相信的，那就是人有追寻自我发展与让自己走向完整的倾向。这是与生俱来的，在荣格的分析心理学理论里，这就是自性的力量。沙盘游戏的原理与作用，正是基于这种理念。如果脱离了自性的力量，沙盘游戏也就脱离了荣格分析心理学的理论基础了。

这就带出了荣格分析心理学的另一个概念："自性化（individuation）"，这个词也被翻译成"个体化"。自性化的过程就是我们围绕着自性这个核心而让自己走向整合的过程。这种整合帮助我们最终成为我们自己，与他人不一样，但又能与社会和集体的人和谐共处。

沙盘游戏就是一个帮助游戏者与自性连接上，并在自性的驱动下让自己走向完善的"自性化"的过程。

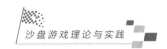

因此，我们需要常常提醒自己，沙盘游戏不是沙游师对游戏者的教育或教化，也不是沙游师通过沙盘游戏来推动游戏者的心理发展，而是通过营造一个"自由与受保护的空间"，让游戏者在自性的推动下，自己得到转化与治愈。

三、心理能量

心理能量是荣格的心理动力学理论里的一个重要概念。在荣格之前，弗洛伊德用"力比多"来描述心灵的能量。但荣格不同意弗洛伊德所坚持的性驱力是心灵发展的动力的观点，他认为心理能量也是遵循物理学中能量流动的熵原则的。也就是说，心理能量的流动，也像物理能量流动那样。水往低处流，直至达到新的水平；热能从温度高的地方流向温度低的地方，直至达到相同的温度为止。心理能量也同样从高往低处流动，直至达到平衡为止。当心理冲突发生时，原来的平衡就会被打破，心理能量就开始流动，寻求新的平衡。

但在这样的过程中，受到心理困扰的人，心理能量也常常是无法流动起来的，它们往往会被压抑，被凝固在某个地方，动弹不得。这时候，心理咨询或是沙盘游戏，也许可以帮助被压抑的心理能量重新活起来，重新流向不平衡的地方，让心灵重新得到安宁。

如图4-2所示，这是一个拒学孩子的沙盘，在沙盘里，一边是荒芜的沙漠，另一边则是被困的、混乱的世界。在历时半年多的15次沙盘后，出现的景象是畅通的河流，起航的帆船以及奔驰的骏马（图4-3）。孩子从一潭死水中让心灵的能量重新活动起来了，他也不再沉溺于上网与游戏中，新学期再也没有旷课和不交作业了。

可见，让心理能量流动起来，从被压抑的状态中解放出来，在自性的带领下，它可以帮助我们对心灵进行自我调节，并让我们的心灵恢复平衡。

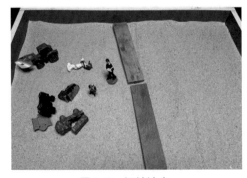

图4-2　初始沙盘

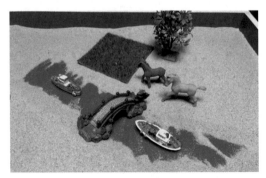

图4-3　15次后沙盘游戏后的沙盘

四、心理类型

在荣格的分析心理学理论中，不同的人是有不同的性格心理的，对同样的一件事情，不同的人会有不同的态度、不同的审视角度以及不同的应对方式。荣格称这些为人的心理类型。

根据荣格的类型理论，人的心理类型可以从三个不同的维度来识别。

第一个维度是心理能量通常指向的方向，分为内倾（introversion）与外倾（extraversion）两种方式。内倾的人心理能量与兴趣更关注自己内在的世界，而外倾的人则更关注外在的世界。

第二个维度是收集与接收信息的方式，分为感觉（sensation）与直觉（intuition）两种方式。感觉型的人更关注事情的客观性与细节，而直觉型的人则更关注事情的可能性与发展性。

第三个维度是处理信息的方式，分为情感（feeling）与思维（thinking）两种方式。情感型的人更倾向于用自己主观的价值观与评判标准，思维型的人则倾向于根据客观的逻辑、评判与决定。

这三个维度可以组合出8种基本的心理功能：内倾感觉（IS）、内倾直觉（IN）、内倾情感（IF）、内倾思维（IT）、外倾感觉（ES）、外倾直觉（EN）、外倾情感（EF）、外倾思维（ET）。

后来美国心理学家迈尔斯及其母亲布里格斯在荣格理论的基础上，又把向外采取行动的方式提出为心理类型的第四个维度，分为知觉（perceiving）与判断（judgement）两种方式。知觉型的人更有好奇心，倾向于去体验生活和随时调整自己；判断型的人则拥有更强的决断能力，倾向于按照自己的计划与想法去处理外部的事情。

这四个维度组合在一起，就可以组合出16种心理类型。按照类型学专家约翰·毕比所强调的，这不是对人进行分类，而是对意识进行分类。按照荣格自性化的理论，我们每个人毕生让自己走向完整的自性化过程，就是去发展这些不同的功能的过程，让自己每个功能都发展起来，并且在面对生活的时候能自如地按需要使用相应的功能。

在个体沙盘游戏的过程中，因为沙游师与游戏者之间不同心理类型的差异，可能导致人际互动过程中的一些错位。比如一个感觉型的沙游师，可能因为太过于关注沙盘中的细节，而忽略了一个直觉型的游戏者的某种隐藏的方向

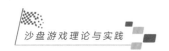

性的内容。而在团体沙盘游戏中，则更需要关注团体成员各自不同的心理类型，这会直接影响到团体互动中的行为与各自的反应，对沙游师在心理类型理论方面的要求就会更高了。

五、积极想象

积极想象（active imagination）是荣格分析心理学的重要方法，是我们与无意识进行对话的技术与态度，也是沙盘游戏疗法的内核技术。

荣格的分析心理学理论常常艰涩难懂，包括积极想象的理论。但荣格也曾经用通俗易懂的语言描述过这个概念，他把积极想象称为"一种睁着眼睛做梦的过程"。具体一点说，我们做梦通常都是在无意识状态下的，而"睁着眼睛"就意味着在意识状态下走入无意识。

那积极想象是不是就是我们通常所说的做"白

> **积极想象**
>
> 积极想象也称"主动想象"，是一种"睁着眼睛做梦的过程"。它不是个人意识驱动的"白日梦"，而是由无意识驱动的，却又"让观众参与其中的戏剧"。通过意识与无意识的对话，积极想象的目的是发展出超越功能。

日梦"呢？答案是否定的。积极想象与做"白日梦"的区别在于，"白日梦"常常是基于个人日常生活的经验而有意识地主导的天马行空，而积极想象则是让无意识自发地呈现，"睁着眼睛"的部分，只是伴随着无意识想象剧情的发生，也可以与无意识交流互动，却不主导想象剧情的走向。或者说，"白日梦"的导演是我们的意识自我，我们会藉着自己的憧憬、预期、担心、恐惧来胡思乱想，在"白日梦"中，依然会有一些规则、面子、人设的限制，不能像积极想象那样放开意识去评判与怀疑，让无意识自发地呈现出来。而积极想象则是由无意识来导演想象的过程，我们并不知道想象的剧情会向哪里发展，但我们可以让自己的意识参与其中，并在剧情里让意识与无意识对话，通过一系列的积极想象，最终在意识与无意识的互动之下，让自己的心灵得到飞跃，荣格称之为"超越功能（transcendent function）"。

在沙盘游戏中，当游戏者在"自由与受保护的空间里"，通过手与沙子甚至水的接触，在那种安静的、不会被打扰的环境里，这些接触与感受就会勾起内心一些深层的东西，通过使用沙子、水或者沙具进行象征性的表达，游戏者的意识自我可以与内心深处涌现出来的无意识内容进行对话与互动。这样，一次又一次的沙盘游戏，就是一次又一次的积极想象，最终，游戏者在自性力量驱使下，通过沙盘中故事的发展而疗愈了自己，修复了创伤，让心灵得到飞跃成长。

第二节　中国文化与东方哲学

　　沙盘游戏的创建者多拉·卡尔夫从小就学习汉语，她对周敦颐的太极图及其哲学思想情有独钟。此外，她对道家的哲学、易经的思想乃至佛教的思想也很感兴趣，一直致力于从心理学的角度把东方的哲学与西方的心理学整合起来。

一、周敦颐的太极图

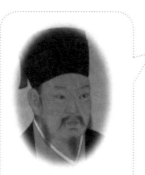

周敦颐（1017—1073），字茂叔，号濂溪先生，道州营道（今湖南道县）人。周敦颐是"北宋五子"之一，是宋朝儒家理学思想的开山鼻祖，著有《周元公集》《爱莲说》《太极图说》等。他所提出的"无极""太极""阴阳""五行""至诚"等概念，构成儒家理学范畴体系中的重要内容。

　　周敦颐是中国宋代的儒家理学家，他的名篇《爱莲说》脍炙人口。但周敦颐流传下来的著作却不多，《太极图说》便是其中之一。

　　卡尔夫在她的代表作《沙游在心理治疗中的作用》一书中，特别引用与强调了周敦颐的太极图（图4-4）及其哲学思想，并把这视为理解沙盘游戏的重要理论基础。她曾提到，"在我研究中国思想的时候，我遇到了周敦颐的太极图，他的思想与我关于沙盘游戏的思想是一致的……"。

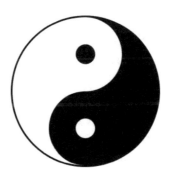

图4-4　太极图

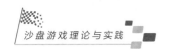

在《太极图说》中，周敦颐写道："无极而太极，太极动而生阳，动极而静；静而生阴，静极复动。一动一静，互为其根。分阴分阳，两仪立焉。阳变阴合，而生水、火、木、金、土，五气顺布，四时行焉。五行，一阴阳也；阴阳，一太极也……二气交感，化生万物。万物生生而变化无穷焉。"

卡尔夫认为，太极图里的第一个象征无极的圆圈，就像是我们出生时的自我。之后是象征阴阳运作的圆圈以及因此而生出的五行的圆圈，象征着意识自我与人格的发展。五行之下的圆圈，象征着自性化过程的开始。而最下面的圆圈，则象征着沙盘游戏中心灵内容的转化，是生命周而复始、生生不息的意象。

太极图中这种阴阳互变、生生不息的意象，以及五行相生相克的意象，与自性的显现以及自性化的过程是相互呼应的，这也是卡尔夫所创建的沙盘游戏疗法的核心内涵。

二、道家的哲学

道家的思想与哲学源远流长、博大精深，是中国文化非常重要的组成部分。道家的"上善若水"与"无为"的思想，也是沙盘游戏的理论基础。

老子在《道德经》中提到："上善若水，水善利万物而不争，处众人之所恶，古几于道。"老子所提到的水的这种"润物细无声"、包容一切的特性，也是沙盘游戏的特性。而在道家思想里，水的这些特性，是道的特性，也是荣格分析心理学里"自性"的特性。在沙盘游戏里，正是这种"道"的力量，或者被称为"自性"的力量，推动着游戏者疗愈自己和走向完善。

道家的另一个重要的思想是"无为"。老子在《道德经》第十一章就提到："三十辐共一毂，当其无，有车之用。埏埴以为器，当其无，有器之用。凿户牖以为室，当其无，有室之用。故有之以为利，无之以为用。"

古代的车轮由30根辐条构成，中间的孔称为"毂"。老子认为，正因为毂是中空的，是"无"，我们才能让车轮滚动起来，才能"有车之用"。同样，陶土做成器皿，也因为器皿中间是空的，才能承装东西。所以，老子特别强调"无"的作用。

沙盘游戏也是这样一个"无"的过程，沙游师不会去给游戏者讲道理，也不会评判游戏者所做的沙盘，更不会给游戏者提建议，甚至有时候在整个沙盘游戏的过程中可能话都不说几句，这正是沙盘游戏中的"无"。

你可能会问：什么都不做，那岂不是无所作为吗？

在道家的思想里，"无为"并不是无所作为，而是不妄为。顺应自然，尊重事物本身内在的规律而行事，就像"上善若水"一样，那才是道家所说的"无为"。

在沙盘游戏的过程中，作为沙游师，为游戏者提供一个"自由与受保护的空间"，用共情的态度接纳游戏者在沙盘中的表达，不给压力，不提建议，看上去好像是什么也没做，但事实上却是让游戏者感受到被接纳的感觉，获得可能在现实生活中所难以获得的安全感，从而让心理压力得到释放，失去的信心也能一点点地开始恢复，甚至能在不被搅扰的环境中开始聆听心灵深处的声音，与自性产生连接。

这就是沙盘游戏疗法中的"无为而治"，由此可以理解沙盘游戏与中国道家思想的一脉相承。

三、《易经》的思想

《易经》的思想，其实也是道家哲学的一部分，而在卡尔夫以及荣格心理学学者心中，《易经》有着尤其突出的意义。

曾有人在一次分析心理学的国际会议里向荣格发问："荣格分析心理学的学者，跟经典精神分析的学者相比，不同的地方在哪里？"荣格回答道："不同的地方大概是荣格分析心理学的学者都懂《易经》吧……"

卡尔夫在她的《沙游在心理治疗中的应用》一书的结语里，专门引用了《易经》中"坎卦"的意象。卡尔夫写道："整体而言，心灵的发展最适合以活水来比拟。《易经》中写道，'坎上坎下，习坎，有孚，维心亨，行有尚……'。水不断地流动，随着其流动遍满各处，它既不逃躲任何难处，也不避开任何险境，没有事物能使它失去其本质。在各种处境中依旧诚实对待自己。像这样，若有人在艰难中依旧保持真诚，齐心可透视身临困境的真义。一旦在我们的内心掌握了问题，自然地，我们所采取的作为必然水到渠成。"

由此可见，包含着中华文化与精神的《易经》的思想，已经深入沙盘游戏的精髓，为沙盘游戏带来了东方的智慧与无尽的意义。

四、佛教的思想

佛教发源于古印度，在2000多年前开始陆续从不同途径传入中国，后来又从中国传入日本。其中菩提达摩来华后建立的佛教的一个分支——禅宗，在中

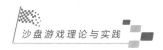

国影响深远。禅宗六祖慧能禅师所言的"何其自性本自清净，何其自性不生不灭，何其自性本自具足，何其自性本无动摇，何其自性能生万法"给了卡尔夫深远的启迪。

在传入日本的佛教中，禅宗的思想也产生了非常重要的影响。在日本著名禅师铃木大拙的影响下，禅宗的思想也逐渐被西方所看到并接受。荣格曾为铃木大拙的《禅学导论》撰写序言，而卡尔夫曾到日本拜会铃木大拙并在一座禅寺居住了一段时间。

卡尔夫认为，参禅是自己往内观照寻求开悟的过程，而不是听从老师的教育或劝诫。沙盘游戏疗法也是同样的原理，游戏者并不是靠沙游师的教化，而是在一个有如禅定之所的"自由与受保护的空间"里自己去参悟，去聆听自己心灵内在自性的声音，并以此获得感应与领悟。

第三节　游戏王国技术

多拉·卡尔夫创建沙盘游戏的想法，可以追溯到威尔斯的"地板游戏"。威尔斯（Herbert George Wells，1866—1946）是一位英国作家，他在1911年出版了《地板游戏》（*Floor Games*）一书（图4-5），描述了他的两个小儿子在家中地板上玩游戏的情境（图4-6）。书中描述道："就在这地板上，不断涌现

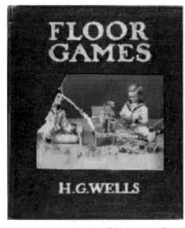

图4-5　威尔斯《地板游戏》
的封面

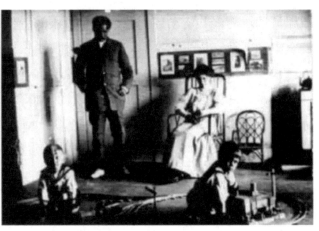

图4-6　威尔斯与妻子正观察两个孩子玩地板游戏

着数不清的富有想象力的游戏内容，它们不但使
孩子们每天都在一起玩得高兴，而且还为他们以
后的生活建立了一种广阔的、激励人心的思维模
式。任何一个人都可以从这幼儿游戏的地板上获
得启发与力量。"

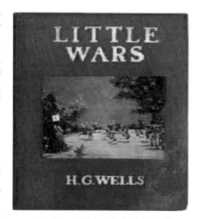

图4-7　威尔斯《小小战争》
的封面

　　这本书并不畅销，也没有引起人们的注意，
但却让卡尔夫得到了启发与力量。威尔斯在出版
了《地板游戏》两年后，又出版了另一部作品——
《小小战争》（*Little Wars*）（见图4-7）。在
这本书里，地板游戏移到了桌面，孩子们在桌子
上开始了更加类似沙盘游戏的小小对战。

　　洛温菲尔德（Margaret Lowenfeld，1890—1973）（图4-8）是英国的儿童
心理学家，她从威尔斯的地板游戏中获得了启发，并于1929年在自己的诊室里
放了两个盘子：一个放沙子，一个放水，孩子就在这两个盘子里玩各种玩具。
这就是洛温菲尔德的"游戏王国技术"，或者称为"世界技术"。

　　1937年，洛温菲尔德在巴黎的国际心理学会议上首次公开演示她的"游
戏王国技术"，荣格也对洛温菲尔德的报告作了分析与评论。后来，卡尔夫在
"游戏王国技术"的基础上，又整合了荣格分析心理学的理论以及东方思想与
哲学，创建出沙盘游戏疗法。

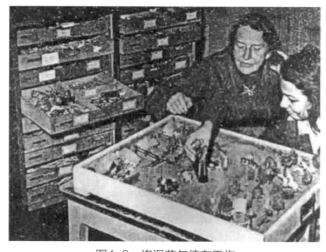

图4-8　洛温菲尔德在工作

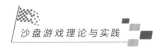

第四节　投射理论

心理投射是弗洛伊德所提出的心理防御机制理论中的一个重要概念，是指我们会在无意识之中把一些自己意识里不能接受的东西转移到他人身上的表现。心理投射的作用常常是免除自责或者因压抑了某些东西而造成的痛苦。

心理投射的现象在古老的文献里就已经有记载。在中国古代就有"智者疑邻"的故事。《列子·说符》中有这样一个故事："人有亡斧者，意其邻人之子。视其行步，窃斧也；颜色，窃斧也；言语，窃斧也；动作态度，无为而不窃斧也。俄而汨其谷而得其斧。他日，复见其邻人之子，动作、态度，无似窃斧者。"这就是心理投射现象。当这个自以为聪明的人怀疑邻居的儿子偷了自己的斧头时，无论从哪个角度看，对方都是小偷。而当他找回斧头后，邻居的儿子怎样看都不像是小偷了。这位貌似智者的人，正是把自己内心想的东西投射到邻居的儿子身上了。

心理投射理论后来逐渐衍生出一些相关的技术，比较著名的有罗夏墨迹测验（Rorschach inkblot test）、主题统觉测验（thematic apperception test，TAT）、荣格的词语联想（word association）、绘画测试（drawing test）等。

在沙盘游戏里，游戏者会把自己内心的东西投射到沙盘的情景里，甚至投射到与沙游师的关系里，当面对游戏者的投射时，沙游师也会产生自己的投射，这就是我们在沙盘游戏过程中的移情与反移情。理解投射理论，有助于我们理解游戏者在沙盘游戏过程中的表达，也有助于我们察觉和理解移情与反移情，这也是沙盘游戏疗法中非常重要的环节。

当然，沙盘游戏不应该只停留在对投射的理解上，投射，只是游戏者通过沙盘游戏接触到自己的无意识的过程。而接触到无意识后，聆听自性的声音，并在自性的推动下让自己的心灵得到成长与发展，这才是沙盘游戏真正的意义。

第五节　精神分析理论

　　沙盘游戏疗法与经典的精神分析理论没有直接的关系，但是，无论是荣格的分析心理学，或是前面所提到的投射理论，都离不开弗洛伊德的精神分析理论，所以在理解沙盘游戏的心理学理论基础时，我们也要对精神分析的一些基本概念有所了解。

　　弗洛伊德认为人的心理可以分为意识与无意识两部分。自己能察觉的部分，是意识部分，另外许多心理内容可能因为被压抑，或者不符合社会道德及本人的理智而无法进入意识被察觉，这些无法被察觉的心理内容被称为潜意识。在人的心理内容里，能被察觉的意识只是很少的一部分，就像冰山露出水面的一角；而冰山大部分都沉浸在海水里，就像我们那些不被察觉的无意识。这就是弗洛伊德的无意识冰山模型理论（见图4-9）。

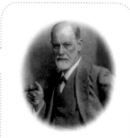

弗洛伊德（Sigmund Freud，1856—1939），奥地利精神科医生、心理学家，精神分析学派的创始人。他所开创的潜意识领域的研究，推动了心理动力学、人格心理学与变态心理学的发展。他提出了"潜意识""自我""伊底""超我""力比多""心理防御机制"等概念，成了精神分析心理学的基石。弗洛伊德也被誉为"精神分析之父"和二十世纪最伟大的心理学家。

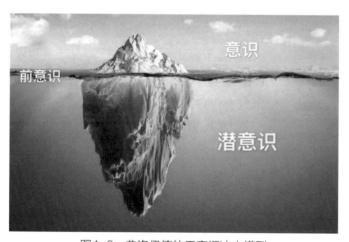

图4-9　弗洛伊德的无意识冰山模型

　　荣格正是基于弗洛伊德的无意识冰山模型，提出了他自己的无意识理论。荣格认为，在意识之下，是个人无意识的范畴，个人无意识的主要内容是个人的情结。而在无意识的更深处，则是集体无意识的所

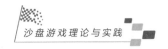

在，集体无意识的内容是原型。

在沙盘游戏里，很多个人情结的内容会被投射到沙盘里。而原型的内容也会随着沙盘中的表达而呈现，自性也是原型的一种，在原型力量的驱动下，心灵可以得到锤炼与成长。

前面提到过，弗洛伊德将投射视为一种主要的心理防御机制。弗洛伊德认为，人格结构由伊底（也称"本我"，id）、自我（self）与超我（superego）组成。伊底是原始的自己，包含基本的生理欲望、冲动与生命力，遵循"快乐原则"；自我是意识状态下的自己，可以执行思考、记忆、判断等功能的部分，它遵循"现实原则"，既要获得满足，又要避免痛苦。超我则代表成长过程中被内化了的道德规范与行为准则，它是理想化了的自我，遵循"至善原则"。

弗洛伊德认为，人的伊底与超我之间、伊底与自我之间经常会产生矛盾冲突，让人感到焦虑与痛苦，心理防御机制则是一种自我保护的功能。虽然心理防御机制可以让我们避免痛苦并感到轻松些，但它同时也会掩盖心灵中某些真实的东西，甚至让自己无法了解自己，更加无法理解自己。

沙盘游戏则能让游戏者在安全放松的状态下，逐渐放下心理防御，呈现出心灵真实的一面，这才有机会去处理心灵中真正的问题，让自己得到成长。

1956年，多拉·卡尔夫在英国学习期间，受到了英国著名心理学家温尼科特（Donald.W.Winnicott，1896—1971）的影响。温尼科特是精神分析流派的重要代表，在儿童精神分析学界，温尼科特所提出的"足够好的母亲（good enough mother）"的概念，以及"过渡性客体（transitional object）"的概念，对我们理解与开展沙盘游戏工作，也有很好的启迪作用。

温尼科特的"足够好的母亲"的概念，是指母亲需要对婴幼儿的活动有足够的关注，并对孩子的反应有应答的敏感性。足够好的母亲并不意味着要满足孩子的一切要求，而是要在需要出现的时候及时出现，在不被需要的时候及时退场。在这样的保护环境下，婴幼儿既能获得安全感，又有足够的空间去发展自我，适应外界的挑战。

"过渡性客体"则是孩子在从对母亲的依赖到与母亲分离并逐渐走向独立的过程中，自己创造出来的一个"非我"所有物。毛绒娃娃或是毛毯之类的物品，常常被孩子用来作为过渡性客体。这些东西与外在的客体（比如现实中的妈妈）以及内在的客体（自己心里的妈妈）都有关联，并在现实的客体不在场的情况下，帮助孩子获得安慰与安全感，巩固内在客体的强度与稳定性。

在沙盘游戏中，沙游师往往会在游戏者需要时，扮演一个"足够好的妈妈"的角色，既在游戏者需要的时候提供回应与安全感，又在游戏者做沙盘游戏时持支持、开放的态度，促进游戏者心灵的发展。这也是卡尔夫所强调的"自由与受保护的空间"的意义所在。

当游戏者从现实退行到沙盘的情境中时，沙盘也是游戏者退行中的过渡性客体。他们可以在这个与现实不一样，又可以模拟现实的环境中去修复内心的创伤，或是重塑一段不太成功的人生，然后才结束沙盘游戏治疗，以一个成长了的新姿态重新投入现实的生活中，继续自己的人生之旅。

第六节　人本主义心理学理论

人本主义心理学起源于20世纪50年代的美国，这也是卡尔夫创建沙盘游戏的年代。沙盘游戏的创建并不基于人本主义心理学，但"以人为本""自我实现"这些人本主义的思想，则推动着沙盘游戏的实践与发展。

人本主义心理学的代表马斯洛（Abraham H. Maslow, 1908—1970）提出了著名的需求层次理论。马斯洛把人类的需求分为生理需求、安全需求、爱与归属感、尊重、自我实现这五个层次，在下一层次需求达到某种程度的满足时，人就会有内在的动力向上一级的需求去争取与努力，直至自我实现。

这种推动着人往上发展的内在动力，与荣格分析心理学中自性的力量是如出一辙的，这也是沙盘游戏的魅力所在。游戏者在沙盘中可以退行到某个还没被足够满足的阶段或层次，在沙盘游戏的积极想象过程中让这部分得到心灵的补偿，然后就可以更有力量地继续往更高的目标进发。

同时，马斯洛需求层次理论中的"自我实现"和荣格的"自性化"的概念也是有异曲同工之妙的。最大限度地发挥个人能力去实现自己的理想与抱负，也是沙盘游戏帮助个人心灵成长的终极目标。这种自我实现不是在别人的教化与外在的指令下达成的，而是由发自心灵内在的动力去驱动的。这也与沙盘游戏帮助游戏者达成转化与治愈的动力是一致的。

此外，人本主义心理学的另一位代表人物卡尔·兰塞姆·罗杰斯（Carl

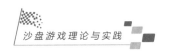
Ranson Rogers，1902—1987）所提出的以人为中心（也称"以人为本"）疗法，也被各种不同的心理学流派所接受与推崇。

罗杰斯认为，如果治疗者以真诚对待来访者，并鼓励来访者信任自己、接纳自己、更开放地探索更多的可能性，鼓励来访者不断地自我成长，走向自我实现，那么，来访者会发现自己在这种鼓励下也有能力去做出改变，让自己得到发展。

在沙盘游戏中，我们也需要秉持这种"以人为本"的态度，为游戏者提供一个"自由与受保护的空间"，这也是呈现这种"以人为本"的态度的方式。同时，"以人为本"也意味着我们要更关注人，而不是别的东西。有时候，沙盘中所出现的某个沙具，或是某个意象，会特别吸引沙游师的兴趣，这时候，我们就需要坚持"以人为本"，把关注点放回游戏者的身上，即便那些沙具及其带出的意象十分吸引人，也要回到游戏者身上，才不至于本末倒置，忽略了最重要的事物。

第七节　心理发展理论

在心理学范畴里，通常所说的"心理发展理论"，是指发展心理学里的各种理论，比如皮亚杰的认知发展理论、弗洛伊德的性心理发展五阶段理论、埃里克森的人格发展八阶段理论等。这些心理发展理论都是发展心理学的基石，在各种发展心理学的书籍里都会有介绍，本书就不在这里详述了。有兴趣的读者可以去阅读发展心理学的书籍，以了解更多这些相关的理论。

对沙盘游戏而言，卡尔夫的心理发展理论是需要了解的。卡尔夫是在探索与创建沙盘游戏过程中发现心理发展的某种模式。但就如《沙盘游戏疗法手册》的作者Barbara A. Turner所言，卡尔夫不是一位理论家，其关于心理发展理论的建构，真正意义上还是借鉴了德国心理学家埃里希·诺依曼（Erich Neumann，1905—1960）的心理发展理论。当然，从沙盘游戏的角度看，卡尔夫的理论更能帮助我们从沙盘的呈现来理解游戏者的心理发展阶段。

卡尔夫在探索与创建沙盘游戏的过程中发现，心理成长的早期阶段，首先出现的是"母子一体性"，这个过程是让人感到安全的，但自我还没有形成，自己跟母亲没有分别，是一体的。在沙盘游戏里，母子一体性的象征通常以田园风光的场景出现，里面有成对的母子，可能是动物界的母子或是人类的母子。

随后出现的是"与母亲建立关系"，在这个时候，孩子（或是内在的小孩）意识到母亲跟自己是不一样的，心灵中新的事物开始出现，并得到确认。沙盘中可能开始出现成群或成对的沙具。但是，如果在这个阶段出现过创伤或关系的丧失，则可能在沙盘中出现类似邪恶的怪兽、女巫、抛弃子女的母亲之类的形象。

接下来就是出现所谓"自性的群集"的过程。这是一个初步的自性呈现的过程，心灵中出现的新内容已经被接纳与认可，自我从与母亲的关系中开始独立出来，推动心灵成长的不再是来自母亲的力量，而开始由自己心灵深处自性的力量来驱动。在沙盘中，自性的群集常常以曼陀罗的形式出现，或是一种中心性的图像，或是某种神圣的意象，等等。

唯有成功地与母亲分离，并把自性作为人格的中心，自我才真正开始形成。

当进入自我发展的阶段时，首先面对的就是"动物—植物阶段"。新的心理内容在逐渐地意识化，在沙盘中表现为灌木、树丛、花草、动物等景象。在这个景象里，氛围是安静的。

在动物—植物阶段后，是战斗阶段。这时候，自我已经跟无意识的能量分离开来，自我开始体验意识的能量。在沙盘中，男孩常常出现作战的场景，女孩则更常出现奔跑的骏马，或是抚养与照料的场景。

自我发展的最后一个阶段是"适应集体阶段"，在这个阶段里，自我已经形成了比较清晰的意识觉察，被意识化的新的心理内容也可以被同化到日常的生活中。这时候，内心的纠结是少的，沙盘中往往呈现村镇的场景，或是市场的场景，人们在正常地做生意。

在接下来的自我成长中，越来越多的是自我不断地整合对自性的察觉，并让自己一步步地走向完整。

了解卡尔夫的心理发展理论，能帮助我们更好地理解沙盘、理解游戏者心灵的状态。

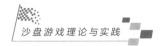
本章小结

　　本章简介了沙盘游戏背后主要的理论基础。其中荣格分析心理学是沙盘游戏最重要的理论渊源，而东方哲学与中国文化也是沙盘游戏重要的思想基础。至于地板游戏与游戏王国技术，则是多拉·卡尔夫创建沙盘游戏疗法的启迪与借鉴，而精神分析理论以及人本主义理论，虽然跟沙盘游戏没有直接关系，但其中像心理防御机制、投射、移情与反移情等概念，对于我们在实践操作沙盘游戏的过程中更好地理解游戏者、理解沙盘，是很有帮助的。最后提及的卡尔夫的心理发展理论，则是沙盘游戏创始人对人的心理发展的理解，与沙盘游戏中常常出现的情况密切相关，对我们理解沙盘中所反映的游戏者的心理发展阶段，也是很有借鉴意义的。

本章关键术语

　　无意识；集体无意识；自性；自性化；心理类型；积极想象；心理投射；移情与反移情

实训练习

掌握沙盘游戏的相关理论

◆ **实训任务：**

　　1. 理解沙盘游戏的相关理论基础；
　　2. 学会运用相关的理论分析沙盘的呈现。

◆ **实训目的：**

　　巩固学生对沙盘游戏中相关理论的理解，并学会在实践中运用相关理论去分析沙盘游戏的表达，培养学生分析问题、解决问题、实践运用的能力。

◆ 实训导入：

沙盘游戏的相关理论对理解来访者的沙盘呈现是非常重要的，先进行提问，请同学们回答各种理论的含义，然后展示个案沙盘照片，介绍个案背景和症状。请同学们运用相关的理论进行分析，然后各小组成员讨论并选出一名代表发言。

◆ 实训准备：

沙盘游戏室一间，沙架、沙具、沙盘若干，钟表、沙漏。

◆ 实训要求：

回答教师的提问时同学们可以自由发言，在接下来的案例分析中需要分组讨论，然后选定一名代表分享。

◆ 实训内容：

1. 复习并提问沙盘游戏的相关理论；
2. 运用相关理论进行个案沙盘游戏分析；
3. 小组讨论并分享。

◆ 实训步骤：

1. 教师提问：沙盘游戏相关的理论有哪些？
2. 教师展示个案工作沙盘游戏PPT，介绍来访者的求助问题以及成长经历和背景；
3. 各小组运用相关理论讨论分析PPT中沙盘游戏的呈现。
4. 各组代表分享讨论结果；
5. 进行小组自评、组间互评、教师评价；
6. 收放桌椅、沙具等实训器材。

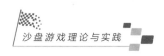

多一些思考？

沙盘游戏有各种理论基础，有些与沙盘游戏创建的过程有关，有些则与沙盘游戏的实践应用有关。这些理论会越看越深奥，要学好沙盘游戏，是不是非得要把这些深奥的理论都钻研透才可以呢？

有的人认为，沙盘游戏背后的理论是支持我们实践的力量。比如，关于无意识的理论，关于自性的理论，都直接影响我们对沙盘游戏的理解，也影响我们对沙盘游戏的态度。又比如，在团体沙盘里，不同的人在沙盘中的表现明显是不一样的，要理解每个人的特点，以及在团体中既要保护团体中的每个人，又要鼓励成员的表达，我们就需要对心理类型的理论有更深的理解。所以，钻研这些沙盘游戏背后的理论是有必要的。

也有持不同意见的人认为，沙盘游戏是一种实用性的技术，它是可以在实践中不断发展的。其背后的理论固然重要，但随着实践应用的发展，有些理论可能已经过时了，比如地板游戏以及游戏王国技术的理论，再去钻研这些没有太多的实际意义。还有部分理论，比如《太极图》《易经》等，研究学术的人更需要去钻研，而偏重实践运用的沙游师，只需要有一定程度的了解就可以了，不需要深入研究。

这两种观点听起来都有道理，那么，你怎么看呢？

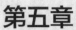

第五章

个体沙盘游戏

个体沙盘游戏

初始沙盘

创伤的主题

面具沙盘

共鸣

感应

疗愈的主题

移情

共情

转化的主题

反移情

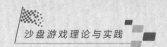

学习目标

1. 掌握个体沙盘游戏的操作过程；
2. 理解初始沙盘的意义；
3. 能对沙盘游戏的过程和沙盘游戏主题进行初步分析与理解。

内容概要

本章的内容概要如图5-1所示。

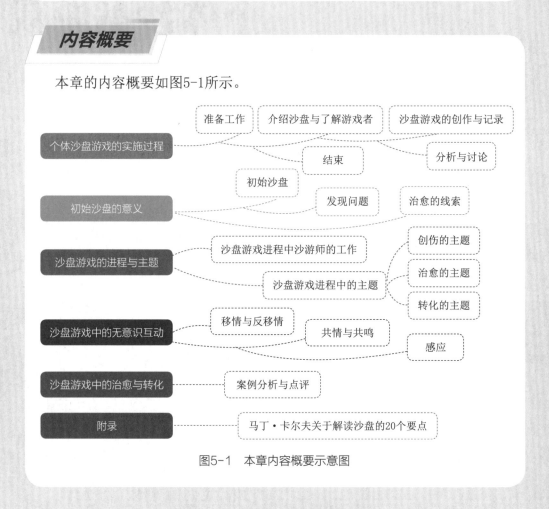

图5-1　本章内容概要示意图

　　沙盘游戏，可以分为个体沙盘游戏与团体沙盘游戏。本章我们先来讨论个体沙盘游戏。

　　个体沙盘游戏是游戏者与沙游师一对一的工作过程，不可以有任何人在旁打扰，这也是多拉·卡尔夫所强调的"自由与受保护的空间"的重要因素。

个体沙盘游戏是一个与心灵互动的过程，从初始沙盘开始，游戏者经历着心灵中失落、创伤等内容的呈现，在沙游师的守护以及双方共同的探索中，走进双方无意识的互动里，最终通过积极想象的过程，激发游戏者内在自性的力量，让游戏者得到转化与治愈。

本章的最后，我们还附录了多拉·卡尔夫的儿子马丁·卡尔夫在1993年总结出来的解读沙盘的20个要点，帮助我们更好地理解沙盘中呈现的内容。

第一节　个体沙盘游戏的操作过程

个人沙盘自我介绍

一、沙盘游戏开始前的准备工作

我们在第二章已经介绍过沙盘游戏的"软件"与"硬件"，这里就不再赘述了。沙盘游戏室所需的设备都应该预先准备好。

除此之外，我们还要保持沙盘室的整洁，如果有杂物，或是被前一个游戏者弄乱过的东西，都要重新整理好。

沙盘里的沙子要检查一下，看看里面有没有前一个游戏者所遗留的沙具。如果有，要及时清理并放回沙具架，并把沙盘里的沙子抚平。曾经有一个患抑郁症的游戏者在沙盘里发现了前一个游戏者埋在沙子里的黑蜘蛛，被吓得恐惧症发作，这种情况是我们必须避免的。

沙盘室的光线也要尽量柔和，太亮或者太暗都会影响舒适度。同样，我们也要留意室内的温度，在隆冬或是盛夏，都需要开启空调，以营造一个舒适的氛围。

总体而言，我们不需要把沙盘室布置得太过高贵奢华，但必须体现出沙盘游戏需要得到的重视，让沙游师与游戏者都能感受到自己被尊重。

二、介绍沙盘游戏与了解游戏者

一般来说，我们不建议游戏者第一次来到沙盘游戏室就进行沙盘游戏，除非游戏者之前就已经了解过沙盘游戏，或是游戏者一看到沙盘与沙具就已经控

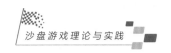
制不住要开始沙盘游戏（通常这样的情况会发生在一些年龄较小的孩子身上）。

在大多数情况下，我们需要先向来访者就沙盘游戏作一个简短的介绍，同时也要了解来访者的一些心理方面的背景，这可以在进入沙盘室之前的初始访谈中进行。如果之前双方没有进行过初始访谈，则需要先坐下来，对来访者的背景信息作一个大概的了解。来访者的背景信息，可能也包括他/她的困扰与感受，对我们之后在沙盘游戏中的理解与探索，是十分重要的。

在这个过程中，我们可以主动向来访者介绍沙盘游戏的背景和方法，而更为自然的方式，则是在来访者对沙盘与沙具产生兴趣的时候，顺着他们的提问来介绍沙盘游戏。

对于成年来访者，他们进入沙盘室后，注意力常常会被沙具架上琳琅满目的沙具吸引，甚至询问这些小玩意是用来做什么的，我们可以这样开始介绍：

这些小玩意是用来做沙盘游戏的，我们称之为沙具。你可以随意看看架子上的各种模型，里面有不同类别的动物、植物，也有各种神话人物或是太阳、月亮、彩虹这些自然现象的模型，还有各种建筑物、交通工具、家庭用品，等等。

来访者浏览过沙具架上的沙具后，我们可以把他们的注意力带回到沙盘上（别忘了，这是沙盘游戏，不是沙具游戏）。我们可以这样向来访者介绍沙盘：

你看，这里有两个沙盘，一个是干沙盘，一个是湿沙盘。干沙子会更松软，在湿沙盘里是可以放水的，这样可以更容易对沙子塑形，做成你想要的形状。如果你拨开两个沙盘的沙子，露出底部，你会看到底部是天蓝色的。

这时候，你可以示范着拨弄一下沙子，扒开沙子，露出沙盘蓝色的底部让来访者看到。如果他们愿意，也可以邀请他们触摸一下沙子，看看会有什么样的感受。

接下来，也可以向来访者介绍沙盘游戏的设置，尤其需要介绍沙盘游戏的过程、时间等内容。比如这样介绍：

如果你想试试，现在就可以开始，你可以移动沙子，把它们做成你想要的形状，也可以选取任何你喜欢的沙具在沙盘里做一个场景、一个小世界，或是一个梦境，什么都行，只要你愿意。但所有物品都需要维持在沙盘里。

如果你完成了沙盘的制作，可以跟我分享你的感受，也可以跟我一起去探索其中的意义。当然，如果你不想说话，也是允许的。你需要在时间到之前完成沙盘的制作，但如果你想专心做沙盘，你甚至不用分心去看时间，我会在时间到之前的5～10分钟提醒你。

当然，你还可以创作适合你风格的指导语，比如：

你可以用任何沙具在沙盘里做任何画面，做什么都可以。

你可以把你想象的世界呈现在沙盘里，用沙具来具体地呈现。你可以使用任何沙具，也可以用沙子的形状来抽象地表达，只要你喜欢，都可以。

这不是艺术创作，也不会有任何的评分，你不需要考虑如何才能摆出一个获奖的图形，我们只是在探索自己的内心。

如果你觉得哪个沙具想跟你说话，你可以邀请它到你的沙盘里，跟你一起创造你们的故事。

……

对于儿童来访者，我们需要向其父母介绍清楚沙盘游戏的原理与方法，也要交待其父母管理好对沙盘游戏的期望值。不少孩子的父母不了解沙盘游戏与无意识心理学的知识，再加上社会对沙盘游戏的夸大宣传，导致有些孩子的父母对沙盘游戏有"玄幻神奇化"的不切实际的期望，这种情况下更需要我们帮助孩子的父母更为客观地了解沙盘游戏。

同时，我们也要让孩子的父母明白：出于对孩子的保护，尤其是为了保护孩子对沙游师的信任，孩子做的沙盘我们一般是不会让父母看到的，除非孩子强烈要求父母进入游戏室看自己的沙盘。强烈要求父母看自己做的沙盘的孩子，其做的这个沙盘可能是为了做给父母看的，而不一定是自己内心真正的表达，这一点也需要让父母有所了解。

我们可以跟父母沟通孩子在沙盘游戏过程中心灵发展的状态与评估，但要避免把沙盘里的具体内容直接告知家长，这要求沙游师与家长也要建立互相信任的联盟关系，否则，可能因为家长的不理解而在孩子不应该中断沙盘游戏的时候中断了进程，让孩子遭受一个新的打击。所以，和儿童进行沙盘游戏，与父母达成相互理解以及相互支持，是非常关键的。

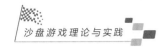
三、沙盘游戏的创作与记录

沙盘游戏的过程被称为"非语言的心灵疗法",意味着这个过程不是用语言来进行的,所以在游戏者进行沙盘游戏的过程中,沙游师通常是安静、不说话的,尽量不要干扰游戏者。

当然,"非语言"并不意味着就不能说话,如果游戏者在游戏过程中主动要求进行语言交流,或者提出问题寻求帮助,沙游师是可以根据具体情况来回应的。

在游戏者进行沙盘游戏创作的过程中,作为沙游师,关于如何记录,有不同的方法:有的人会使用录像的方法;有的人会使用笔记本记录的方法;也有人支持现场不做任何记录,结束后再根据记忆尽快补写记录。

录像这一方法目前已经被越来越多的沙游师否定了。因为实践发现,即使游戏者同意录像,并且沙游师保证录像不会被泄露,一个人知道自己被录像时所做的事情,跟没有被录像时所做的事情,往往是有不小的区别的。而且,重新观看录像也会花费沙游师大量的时间,更别说录像的角度与沙游师在现场作为陪伴者的视觉角度不同了。

用设计好的表格来进行记录,是不少著名的沙游师的做法,在一些他们写的书中,也能看到这种记录表格的介绍。使用表格记录的方法,好处是可以及时并准确地记录下沙具摆放或移动的顺序,这对于理解沙盘是很有帮助的;而不足之处则是在游戏者创作沙盘的时候,我们可能只顾着记录而忽略了当下的一些情感与感受,难以全神贯注地投入到游戏者的沙盘故事中。而且,如果游戏者发现沙游师在记录,也可能因为在想"他/她在写什么呢"而分神。

所以,我们更偏向于现场不做任何的记录,等游戏者结束本次沙盘游戏创作离开后,我们自己再面对沙盘最终的图像并回忆刚才的过程而把记录补回来。这样做的不足之处是一定会有一些细节被遗漏,而好处则是可以在游戏者进行沙盘游戏创作的时候做到全心全意地守护与陪伴。

四、分析与讨论

当游戏者完成沙盘时,沙游师需要在旁边继续守护与观察。

有时候,游戏者并未打算说话,而是在回味或是感受着自己所创造的这个沙盘。这个过程是重要的,是游戏者与自己心灵对话的过程,沙游师不应该打破此时的沉默,而应该继续守护着这个"自由与受保护的空间"。

直到游戏者抬起头，并且明确表达"做好了"，沙游师自己也能清晰地感受到游戏者已经从沙盘游戏创作中出来了，我们才可以开始与游戏者探讨沙盘中的一切。

需要特别注意的是，在分析与讨论的过程中，并不是沙游师给沙盘做分析，或者把自己的理解与看法给予游戏者。恰恰相反，分析与讨论的原则是沙游师帮助游戏者自己进行探索，让游戏者自己获得对沙盘的感受与理解。

所以，在这个过程中，我们可以请游戏者跟自己一起再去阅读与感受一下沙盘，有时游戏者会自发地分享自己的感受或是沙盘中的故事，沙游师需要管控好自己想要去诠释或者发表看法甚至是发问的冲动，需要去继续维护好一个安全守护的氛围，让游戏者安心自由地表达。

直到沙游师感受到游戏者自发的表达结束了，沙游师才可以根据当时的情况尝试问一些帮助游戏者感受自身的提问，比如：

"现在的感受是怎样的？"

"做沙盘的时候有联想到什么吗？"

"你想对这沙盘说点什么吗？"

"我发现你刚才放这个沙具的时候迟疑了一会，这个沙具让你想到什么了吗？"

……

五、沙盘游戏的结束

所谓沙盘游戏的结束，其实涉及两个概念：一个是每一次沙盘游戏的结束，另一个是整个沙盘游戏进程的结束。

关于一次沙盘游戏的结束，我们可以在与游戏者感受与探讨沙盘后结束这一次的沙盘游戏。

要注意的一个重要方面，是切记要在游戏者离开后，才可以拆除沙盘。

高岚教授曾多次提及一个真实的案例：在一所幼儿园里，一个小女孩在慢慢地做沙盘，下课时间到了，陪伴她的老师急于收拾房间，在小女孩还没离开的时候就去收她摆在沙盘里的玩具。这时，这个平时很温顺的小女孩忽然用尽全力地怒吼起来："你不要动我的沙盘！"这个情景即便不是亲眼看见，都会被

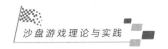
深深震撼。①

　　的确，在沙盘中，即便只是一个小小的沙具，也可能承载了游戏者心灵深处某些重要的东西，被赋予了不可预估的价值以及深刻的意义。我们需要给予足够的尊重与重视，一定要避免游戏者看到自己的沙盘被拆除。

　　关于拍照，沙游师需要拍下沙盘最后的沙图作为工作的记录，需要从游戏者的位置与视线角度把整个沙盘的全貌拍下来，如果从沙游师的角度看有特别的意义，也需要拍下沙游师方位的沙盘图片。每次拍照尽可能都保持同样的高度与角度。对于一些有特别意义的沙具或沙盘中的某个局部细节，也可以单独拍下来。

　　有的游戏者会要求自己也拍一张照片带走，这是允许的。但也有沙游师不建议游戏者给自己的沙盘拍照。他们的理由是，沙盘游戏的运作是无意识水平的工作，它需要我们把沙盘游戏过程中的体验与感受糅合在心灵无意识的深处，让它们在那个地方发挥作用。一旦把沙盘照片保存在手机里，沙游过程中的那种体验与感受就随着照片转移到了手机里，在心灵深处就逐渐淡泊了，这反而背离了沙盘游戏的初衷。

　　至于应该怎样选择，读者可以根据自己的理解来做决定。

　　完成拍照与记录，拆除沙盘后，要记得小心检查一下沙子，不要把任何物件遗留在沙盘里，以免影响下一个游戏者。最后，要把沙子抚平。

　　沙盘游戏结束的另一个概念，是整个游戏进程的结束。这是指游戏者跟沙游师经过一段时间的沙盘游戏后，终于要结束这段历程了。这时候可能做沙盘游戏要解决的问题已经解决，或者是对自身的探索已经告一段落了，又或者是因为某些原因（比如要去异地工作生活），不得不终止沙盘游戏历程。

　　在这些情况下，沙游师需要做的事情是尽可能跟游戏者共历一段分离的过程，比如再通过3～4次的沙盘游戏，让游戏者心灵深处做好与沙游师分离的准备。毕竟，共同经历了一段心灵的历程，游戏者与沙游师双方在无意识层面都受到了移情与反移情的影响，如果突然终止，游戏者内心深处可能产生某种失落感。共同再经历一个分离的过程，可以消化这种失落感，让沙盘游戏历程画上一个圆满的句号。

---

①引自《沙盘游戏疗法》，高岚、申荷永著，中国人民大学出版社。

第二节 初始沙盘的意义

一、 初始沙盘

在沙盘游戏实践工作中，我们把游戏者做的第一个沙盘称为初始沙盘。初始沙盘对于整个沙盘游戏历程有着非常重要的意义。

多拉·卡尔夫在1966年发表她的第一篇关于沙盘游戏的论文时，就特地分析了一个个案的初始沙盘。一个9岁的男孩，他的沙盘中有一所房子，一个男孩在旁边游泳，周围有一些绿树，但有一排栏杆把房子围住，把男孩与绿树隔开。卡尔夫认为，栏杆的阻隔意味着个案受困于某些难以克服的困难，而旁边的绿树，虽然男孩目前还没能靠近那里，但绿树所代表的那种不屈不挠、往上生长的生命力量，是个案在接下来的沙盘游戏历程中治愈的因素与能量所在。

多拉·卡尔夫通过对这个男孩初始沙盘的分析，指出了初始沙盘的重要意义，它可以用象征的方式，为我们呈现出游戏者心灵里的某些亟待解决的问题，同时也可以为我们提供很多信息，帮助我们了解他/她的某种需求，暗示某种治愈的线索。

所以，当我们面对一个初始沙盘的时候，我们可以去思考与探索以下一些问题：

- 游戏者在现实中面对着怎样的问题或困难？
- 沙盘中哪个部分可能跟这些困难有关？
- 沙盘中哪些地方让人感到不舒服甚至难受？
- 沙盘中有没有哪里能让人感觉比较有生机？
- 沙盘中有没有哪里隐藏着能量的象征？

当然，我们还可以去留意更多用文字所不能叙述的信息，比如游戏者对沙盘游戏、沙游师以及沙游室的感受等。

通常情况下，初始沙盘都会呈现出较多的问题。但是，有些时候，初始沙盘可以是非常漂亮、完美的，我们称之为"面具沙盘"。在这种情况下，往往是因为游戏者还没能信任沙游师，不敢把自己内心的困难表达出来，而呈现出一个"我很好""我没有问题"的面具形象。这时候，我们不能因此而认为游戏者不存在问题。

也有一些被动接受沙盘游戏的人，比如有的孩子自己不想做沙盘，但妈妈一定要带他去沙游师那里做沙盘，那么，孩子做沙盘就是在完成任务，这种情况也很容易出现面具沙盘。

这时候，沙游师需要有更大的耐心，想办法建立起与游戏者的互信关系，一旦游戏者内心真的觉得沙游师可以信赖了，面具就可以慢慢摘下，真正意义的沙盘游戏历程就开始启动了。

无论如何，初始沙盘是游戏者开启沙盘游戏历程的出发点，也是我们去理解接下来的心灵历程的基线。初始沙盘常常预示着接下来历程的方向，在后继不断往前推进的沙盘游戏工作中，经常参考对照初始沙盘，对沙游师更好地理解游戏者的内心世界，减少沙游师自己的心理投射，都是大有裨益的。

二、从初始沙盘发现问题的踪迹

当游戏者开启沙盘游戏历程的时候，往往都是带着某些问题而来的。有的问题游戏者可以用语言表达出来，有的则可能因为某些原因而难以启齿，或者游戏者自己都不知道该怎么说，甚至连自己都意识不到。

那么，我们如何去发现问题呢？

接下来我们通过个案的初始沙盘来看看问题的踪迹是如何通过沙盘呈现出来的。

这是一位14岁在读初中的女孩，我们称她为小陈。她有被性骚扰的经历，母亲担心她青春期性心理出问题而带她来做沙盘游戏。小陈比较内向，不爱说话，来到沙盘室的时候也比较拘谨。她做了一个如图5-2所示的初始沙盘。

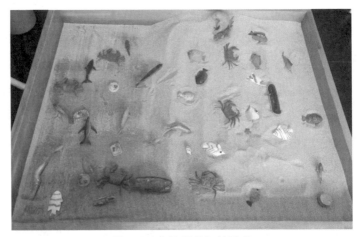

图5-2 小陈做的初始沙盘

小陈是这样描述的："这是一个封闭的世界，人类已经灭绝了，外面还有要毁坏这个世界的力量，但在这里暂时还是安全的。岸上的鱼是被赶上来的，就像学校里一样，是分阶层的，混得不好的鱼只能被赶到岸上来生活。它们有的能适应陆上的生活，混得好的还能玩滑板车，混得不好的就要死了，船上那条鱼就已经死了，要被拿去晒鱼干了。我自己就像其中的一条蓝黄相间的神仙鱼，也快死了。"

从这样的初始沙盘里，我们可以看到"问题"的呈现：混得不好的鱼被赶上岸，有的适应不了，就被晒死了；有的则在岸上苟延残喘。这是一个适应环境遇到困难的情况。螃蟹是横行霸道的动物，它们在统治着世界。沙盘呈现出被难以抵抗的力量所压迫的氛围，意味着在内的一切唯有服从（图5-3）。

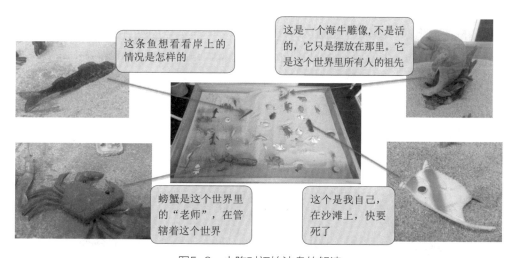

图5-3　小陈对初始沙盘的解读

从这样的初始沙盘里，我们就能看到小陈心灵创伤的痕迹，这也是接下来沙盘游戏工作中所需要关注的问题，也是我们可以视为沙盘游戏工作进展的基线。

三、从初始沙盘发现治愈的线索

除了前面所提及的初始沙盘中所呈现的问题，初始沙盘往往也隐含了潜在的解决问题的线索与方向。

在上述的这个沙盘里，右上方的海牛，虽然只是个雕像，但它是这个世界里所有人的祖先。我们可以发现，在整个沙盘的主题里，这个海牛雕像与其他内容是很不一样的，是个特别的东西，值得我们特别留意。

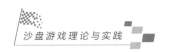
"作为这个世界所有人共同的祖先,这个海牛会为大家带来些什么呢?"我自言自语地问。

小陈也自言自语般地回应着这个问题:"它应该会保佑我们吧?"

这种来自祖先的保佑,正承载着小陈内在的帮助自己走出困境的精神力量,也可以理解为这个初始沙盘所呈现出来的"治愈的线索"。重要的是,当沙游师帮助游戏者意识到这种内在的精神力量时,它就可以在游戏者的心灵里开始发挥作用了。

这也是沙盘游戏的工作原理,并不是沙游师用什么神奇的力量来治愈游戏者,而是沙游师在"自由与受保护的空间"里,帮助游戏者发现疗愈自己的内在力量。

事实上,小陈在接下来的沙盘里,都会在大致接近的位置摆放类似的象征着精神力量的沙具。

图5-4所示是小陈第8次做的沙盘,这是一个宴会的情景。经过两个月的沙盘游戏,小陈内在的冲突以及对外在环境的不适应已经得到缓解。沙盘中,两只小鸡在对饮,两只熊猫在分享寿司,一家人坐在围桌四方分享食物。沙盘里,椅子、食物、熊猫、小鸡等都是成双成对的,这与她在现实中人际关系的改善是相匹配的。而在沙盘的右上角,也有一尊坐佛安静地坐落在角落里,保佑着这一幕安宁的景象……

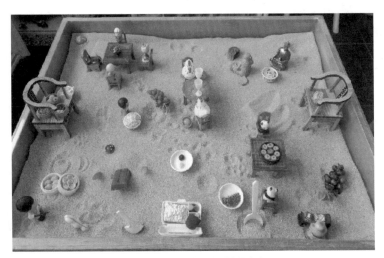

图5-4　小陈第8次做的沙盘

第三节　沙盘游戏的进程与主题

一、沙盘游戏进程中沙游师的工作

曾经有学生问道："既然在沙盘游戏中沙游师要尽量不干预，跟随游戏者的表达与节奏，那么，沙游师在沙游进程中究竟做了些什么？"

这是一个非常好的问题。有人认为沙游师什么都不用做，只要陪伴在游戏者身边就好了，但这种观点是只看到了表面现象而没有真正理解沙盘游戏的意义。

事实上，在沙盘游戏的进程中，沙游师的工作至关重要。

首先，在沙游过程中，沙游师要涵容与守护过程中所发生的一切。这种涵容与守护也是多拉·卡尔夫所强调的"自由与受保护的空间"的实现。这种涵容与守护不是抽象的，而是非常具体的。

比如，如果游戏者感到伤心，不想说话，沙游师的涵容与守护，就是陪在游戏者身边，让他/她感受到悲伤是被允许的，不想说话也是完全被允许的，而不需要听到诸如"不要伤心""看开点""没什么大不了的"之类无效的劝说（这些劝说会让人觉得"悲伤是不应该的""开心才会被认可"）。

又比如，如果游戏者在沙盘里摆放出完全不合逻辑的内容，或是因为曾经遭受的创伤与不幸而表露出一些平时羞于启齿的内容，甚至在沙盘里做出一些违反社会规范的表达（曾有游戏者向沙盘里吐痰），沙游师都需要以专业的态度来涵容这些在沙盘里的表达。游戏者不需要担心那样做会被指责或者惩戒，这种被接纳与涵容的感受，往往在一个人经历不幸的时候，能帮助他/她唤起内心深处治愈自己的力量。

沙游师这种接纳与涵容的守护，是一种专业的陪伴与守护。

沙盘游戏进程中，沙游师的另一个重要的工作是全身心地观察与感受沙盘游戏过程中的一切。这里所提及的观察与感受，并不仅仅局限于沙盘中的呈现，还包括游戏过程中游戏者与沙游师本人的情绪与感受，也包括游戏者其他的任何行为、动作、语言、表情，等等。

这也是前面谈到沙盘游戏的记录时，不提倡在现场做记录的原因。因为当沙游师低头做记录的时候，可能游戏者的某些细节就看不到了，被忽略了。当然，在沙盘游戏过程中，有些细节当下我们觉得是很重要的，又怕自己过后忘了，于是赶紧速记下来，有的沙游师还能做到眼睛不离开游戏者与沙盘，手则能迅速潦草地把要点写下。这些都是没问题的，关键是我们要尽可能地全身心去观察与感受。有一些细微的情绪或情感，或是微小的表情与动作，如果不是全身心地去观察，是感受不到的。

当然，细致的观察是无止境的，我们并不是说要十全十美，因为这是不实际的。从无意识互动的角度看，也有一种观点认为，如果某些细节被忽略了，也许说明了那个细节在目前的情况下，可能相对没那么重要。

所以，沙游师在全身心地观察与感受的过程中，也是尽力而为就好，不需要理想化地要求自己做到完美或面面俱到，同时也要提醒自己：在沙盘里仍有自己还没有足够了解的东西。

多拉·卡尔夫曾说过："我们没必要理解沙盘里所发生的一切。但我们必须做的，是要投入到准备理解这一切的过程中去。"

也就是说，作为沙游师，我们要尽可能地投入到沙盘游戏的进程中，去观察、感受和理解，但同时千万不要自以为是地认为自己已经知晓了一切。这是对另外一个人的心灵及其深邃的无意识的敬畏之心，我们需要努力地去理解沙盘中的意义，但永远不要以为自己已经全知道了。

在沙游进程中，沙游师还有一个重要的工作，就是陪同游戏者一起探索心灵的奥秘。这种陪同探索是建立在前面两个工作之上的，也就是说，当游戏者感受到了被接纳与涵容，沙游师也全情投入地去观察、感受和理解，两个人的无意识就开始连接，移情、共情的力量得以呈现。这种力量能让游戏者获得真切的被支持的感受，面对压力或困难，沙游师是他/她坚定的同盟军，这个同盟军不但可以与自己分担痛苦、分享喜悦，更能与自己一起去触碰心灵里自己以前不敢触碰的内容，开发未知的潜能。

对沙游师而言，这种探索其实是双向的，在游戏者探索自身的同时，沙游师在这个同盟的探索中，也同样经历着心灵的成长。

二、沙盘游戏进程中的主题

在沙盘游戏的进程中，无论是在专业地涵容与守护，还是在全身心地观察与感受沙盘，乃至与游戏者一起去探索心灵深处的奥秘，帮助游戏者面对与处理他/她所面临的问题，或是帮助游戏者心灵的成长，都是沙游师的最终目的。而在这个过程中，理解每一次沙盘游戏的主题以及它所呈现的象征意义，就显得尤为重要了。

所谓沙盘游戏的主题，美国加州州立大学心理学教授瑞·罗杰斯·米歇尔（Rie Rogers Mitchell，曾任国际沙盘游戏治疗学会副主席）根据自己多年的沙盘游戏经验，把沙盘游戏中的各种呈现与表达归纳为两大主题：创伤的主题与疗愈的主题。华南师范大学的申荷永教授与澳门城市大学的高岚教授，则在米歇尔教授的基础上，提出了沙盘游戏中的第三种主题：转化的主题。

创伤的主题通常呈现的是游戏者曾经历过的心灵的受伤、痛苦、失落，甚至是遭受虐待、罹患疾病、经历丧失亲人等现实情况，在沙盘游戏进程的早期往往更常看到。

疗愈的主题，也称为治愈的主题，则呈现出更加健康、和谐与整合的景象。它可能是心灵创伤的愈合，也可以是心灵得到成长，更能适应社会与享受人生的表现。在沙盘游戏进程中，随着游戏者心灵的发展，创伤的主题会逐渐减少，疗愈的主题会逐渐变多，沙盘游戏的意义也由此而彰显出来。

转化的主题则呈现出更多的方向性与趋势性。如果把创伤的主题与疗愈的主题看成是相对"静态"的、当下的那一次沙盘所呈现的象征意义，那么转化的主题则更侧重于一种对变化的提示，带有更加"动态"的意味。这种变化或转化的意味，可能象征着心灵创伤的修复，也可能象征着心灵向着充满无限可能的、更高远的未来进发与探索。转化的主题可能和一些疗愈的主题是重叠的，但也能带出心灵成长的不可穷尽性。没有哪个境界是完美的，可以让我们从此停下来，因为心灵的成长永无止境。

接下来，我们用一些具体的沙盘例子，来更好地理解这些主题的呈现。

（一）创伤的主题

创伤的主题往往是游戏者所遇到的问题的象征性呈现，沙盘中这些主题的呈现，背后都是游戏者在过往生活中所遭受的痛苦经历，这些经历让他/她的内心伤痕累累。沙盘游戏的进程，也是我们一步步帮助游戏者去修复这些创伤的过程。理解沙盘中这些创伤的主题，有助于我们在沙游历程中看到游戏者内心逐渐发生的变化。

1. 混乱

在混乱的主题里，游戏者会把同一种类或者不同种类的沙具散乱地放到沙盘里，这些沙具的摆放是没有组织、没有条理的，沙具的摆放没有规则，沙具之间也没有意义上的联系（图5-5）。或者沙具不是散乱地堆放，但摆放得十分拥挤，无法再放多一件沙具了。

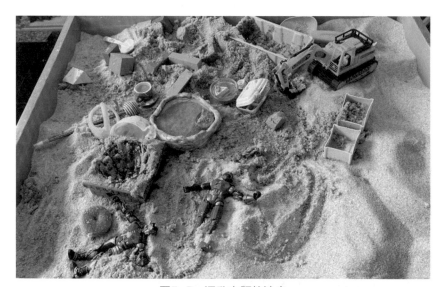

图5-5　混乱主题的沙盘

2. 空洞

所谓空洞的主题，是游戏者在沙盘里只放了几个沙具（不多于10个），所选的沙具单一，类别局限于寥寥几种，沙盘里有一半甚至更多的面积是空白的，给人一种没有生气、抑郁凝滞的感觉，比如只在一角放了一两块石头，或者一个树墩（见图5-6）。

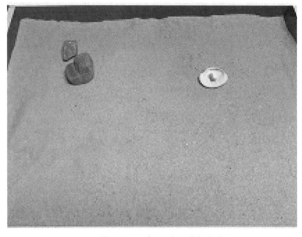

图5-6　空洞主题的沙盘

3. 分裂

沙盘景象被明显地分隔成各不相关的两部分或几部分，各部分之间没有连接，其中的沙具相互没有关联。给人的感觉是沙盘的世界被割裂为两个或几个相互之间没有任何联系的部分（见图5-7）。

4. 受限制

沙盘景象里的人或者动物受困了，被限制在一个局部的区域里，难以自由地走出去。例如飞机没有跑道起飞，轮船被困在一个很小的水域中，汽车前进的方向被挡住了。类似这样的交通工具被阻挡、限制，无法前进，给人一种受到限制的感觉。这也是心灵受限、难以动弹的创伤的主题（见图5-8）。

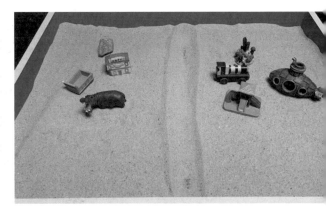

图5-7　分裂主题的沙盘

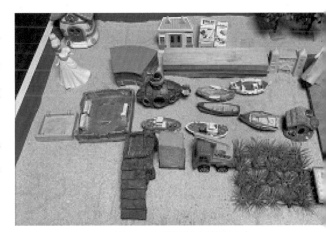

图5-8　受限制主题的沙盘

5. 被忽视

沙盘中的人物或角色被忽视了，角色显得孤立无援，与可以为他带来支持的力量分隔遥远，无法联系（见图5-9）。比如一个与大部队走散了的士兵，或者一个离妈妈很远的婴儿，等等。

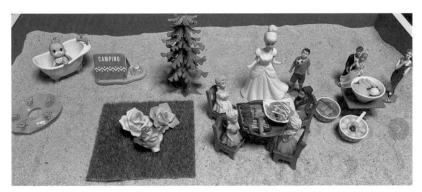

图5-9　被忽视主题的沙盘

6. 隐藏

在沙盘中，某些沙具被掩埋起来了，游戏者很刻意地把某些沙具隐藏在另外的沙具背后或底下。比如游戏者把死神藏在一棵大树背后，或者把一只大蜘蛛放到山的后面，等等。如图5-10所示。

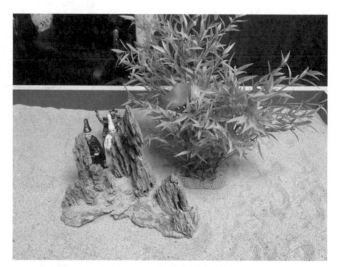

图5-10　隐藏主题的沙盘

7. 倾斜

倾斜是指本来应该直立的沙具，在沙盘里被游戏者放倒了，或者摆放成倾斜和倾倒的样子。比如瞭望塔倾倒在沙堆里，或者房子倾斜着摆放，等等。如图5-11所示。

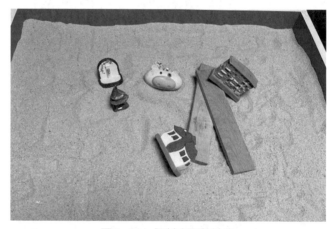

图5-11　倾斜主题的沙盘

8. 负伤

沙盘里的角色正在受到伤害，或者已经受到伤害。比如一个人受伤了躺在病床上，或者一个士兵被压在大石头下，或者一头逃跑的小鹿被老虎咬住了后腿，等等。如图5-12所示。

9. 受威胁

弱小的角色受到攻击，陷入了危险的境地，或者强大的敌人出现了，但并没有援军出现。比如一群

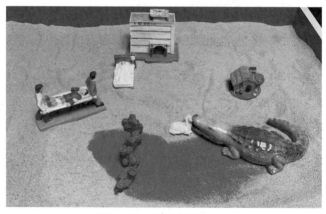

图5-12　负伤主题的沙盘

恐龙围住了一只年幼的小牛，或者军舰大炮与全副武装的现代军队围住了一个印第安人，等等。受威胁的情景让人感受到一种无助的感觉，这往往也提示了游戏者当下的心灵感受。如图5-13所示。

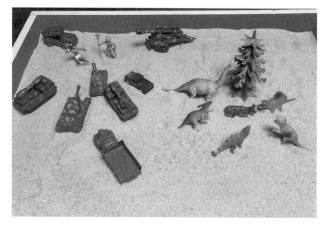

图5-13　受威胁主题的沙盘

10. 受阻

受阻的情况是指某些发展与前进的机会被阻挡了，甚至受到了某种威胁。比如汽车向前进发，却被一群恐龙挡住了去路；或者一只小熊往前跑，却被一堵高墙挡住了道路。这与前面提到的"限制"的情况是类似的，不同之处在于"限制"是相对静态的，是角色陷入了困境之中，而"受阻"则是相对动态的，即本来是在前进的，但突然被阻挡了，无法继续发展与前行了。这两种情形所象征的心理状态也是不一样的。如图5-14所示。

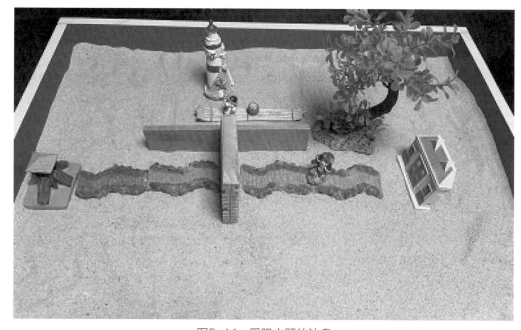

图5-14　受阻主题的沙盘

11. 倒置

倒置的情况和"倾斜"也有一点类似,但"倒置"所呈现的不仅仅是失衡,而是更加的前后、上下、是非颠倒。游戏者往往会把沙具完全上下颠倒地放置到沙盘里,比如把动物或人的模型头往下、脚往上地倒插在沙子里,或者把楼房底朝天地倒置在沙盘中。如图5-15所示。

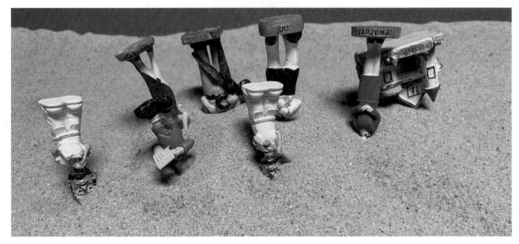

图5-15　倒置主题的沙盘

12. 残缺

残缺可以理解为更进一步的"受伤",比如一个人没有了腿,或者帆船的帆被折断了。游戏者往往会选择一些残缺了的沙具,来象征性地表达心灵里某些缺失了的东西。如果更进一步地理解,则是沙盘场景里如果一些应该有的东西欠缺了,也是一种"残缺"的表现。比如在一家人共处的场景里,只有爸爸和儿子,我们就会感觉到妈妈缺失了;又如游戏者把一些水生动物放在干沙的表面,但附近没有水的意象,那也代表了一种难以弥补的缺失;等等。如图5-16所示。

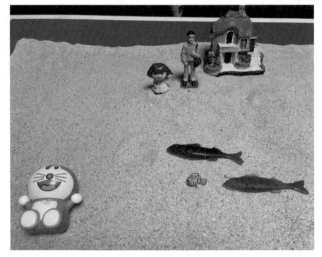

图5-16　残缺主题的沙盘

13. 陷入

如果人物、动物或者交通工具陷入沙子中，通常是腿或者轮子有1/3~1/2陷进沙子里，这时候可能并不只是意味着角色被掩埋了，可能还有动弹不得的感觉，这种行动困难的感觉也象征性地呈现了游戏者陷入了一种受困的状态。如图5-17所示。

14. 攻击

沙盘里出现战争、打斗等场面，往往是游戏者内心攻击性的表达，也是一种创伤的表现。战争中总会有人受伤，游戏者在沙盘里所呈现的，可能是动物之间的战争，也可能是人与人之间的战争，还可能是人与动物之间的战争。心灵状态越稚嫩，战争的角色就越原始，随着心灵的成长，沙盘中的战争可能从动物之间的战争慢慢过渡到人与人之间的战争，最后人与人之间和解，战争会得到平息，意味着游戏者的心灵创伤也藉此得到修复与疗愈。如图5-18所示。

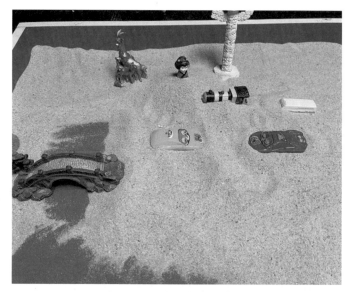

图5-17　陷入主题的沙盘

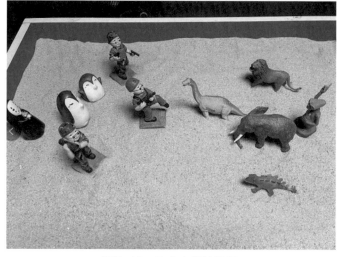

图5-18　攻击主题的沙盘

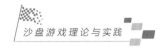

（二）疗愈的主题

沙盘游戏进程中出现疗愈的主题，往往意味着游戏者内心已经发生了某些积极的变化。这些变化是在游戏者的内心悄悄地发生的，而且往往是无意识之中发生的，这是游戏者修复自己心灵创伤的重要力量。但是，也正因为这往往是在无意识之中发生的变化，游戏者自己常常不能很清晰地看到和理解其中的意义，所以需要在沙游师的陪伴下，去观察与感受沙盘中这些主题所带来的积极能量与意义，进一步疗愈自己曾经受伤的心灵。

1. 联结

这一主题的沙盘，常常表现为沙盘中两个没有连接的部分得到了联结，比如河的两岸有桥连接上了，被分隔的两个区域通过道路连接起来了，等等。道路、桥梁、梯子、隧道、电话等，都是常见的联结的工具与媒介。具体如图5-19所示。

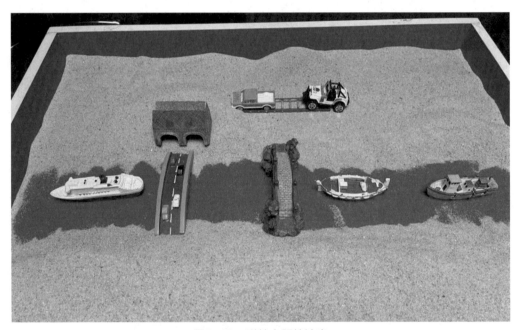

图5-19　联结主题的沙盘

2. 旅程

所谓旅程，往往是沙盘中所呈现的活动的景象。比如飞机沿着跑道要起飞，或者小船在河流里扬帆起航，又或者小马沿着河边结伴而行，等等。具体如图5-20所示。

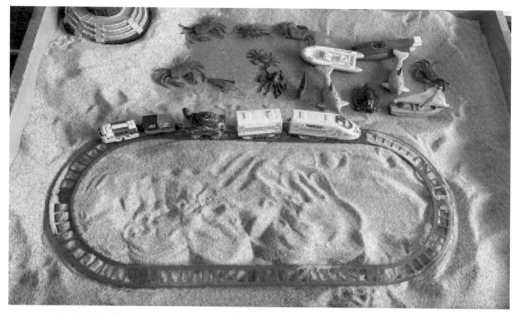

图5-20　旅程主题的沙盘

3. 能量

沙盘中能量的表现，会带给我们活力与生机的感受。旅程的出现，也是能量的一种呈现，汽车、飞机、轮船等有了能量，才能开启新的旅程。而沙盘中常常出现的与"能量"有关的景象，还表现为作为"生命之源"的水的出现、植物的生长、动物的活动、食物的供给、工地的施工建筑等。具体如图5-21所示。

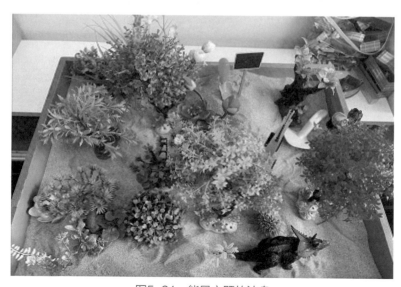

图5-21　能量主题的沙盘

4. 深入

深入的主题往往是指一种往深层的探索。挖掘河道、挖井、挖掘掩埋的宝藏、找到深海里的珊瑚和贝壳等，以及与水井有关的物品，这些都是深入的表现。具体如图5-22所示。

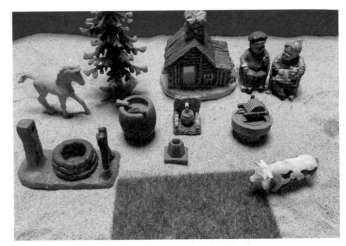

图5-22　深入主题的沙盘

5. 新生

新生命的诞生，既是治愈的主题，也是转化的主题。新的生命，往往象征着新的希望以及成长。沙盘中常常出现的"新生"的景象有：婴儿的出生、鸟巢里的鸟蛋与小鸟的出生、花儿的开放、游乐场的热闹等。具体如图5-23所示。

6. 培育

如果游戏者在沙盘中呈现出母亲哺育孩子、鸟妈妈喂养雏鸟、护士照顾病人、烹调食物、为树木施肥浇水，或者妈妈怀孕的景象，都是一种"培育"的主题。这种为生命与成长提供滋养的主题，能帮助游戏者内化这种滋养，让自己的心灵同样地得到这些养分，并逐渐茁壮地成长起来。具体如图5-24所示。

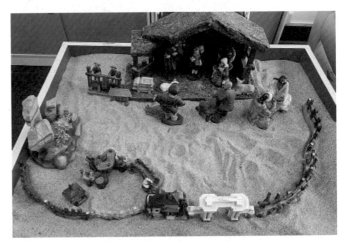

图5-23　新生主题的沙盘

7. 变化

变化，意味着更多创造性的表达。如果游戏者创造性地使用沙具，甚至把新的积极的意义赋

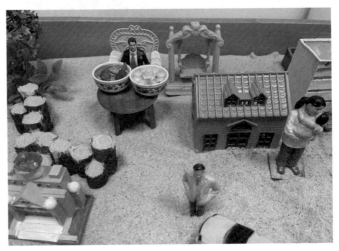

图5-24　培育主题的沙盘

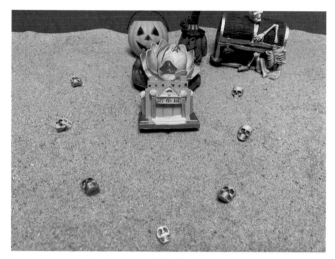

图5-25　变化主题的沙盘

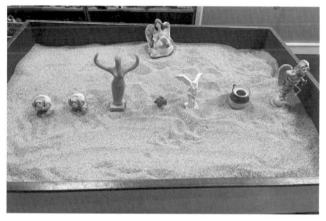

图5-26　灵性主题的沙盘

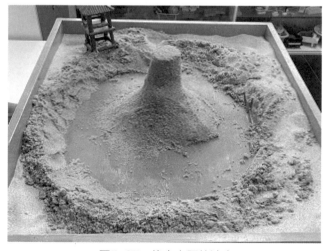

图5-27　趋中主题的沙盘

予某些有消极意涵的沙具，比如把一堆小苍蝇或者一堆骷髅摆成心形，并用花朵、彩带与宝石来装饰它们，或者将场景呈现为游乐场，这其实也是一种转化的主题，游戏者的心灵随着这种变化而得到了超越。具体如图5-25所示。

8. 灵性

灵性是指一种带有宗教与精神性质的表现，比如中国文化里的观音或者如来佛，或是西方文明中的基督与上帝，这些都是心灵深处的精神力量，包含着灵性与神圣的意义。具体如图5-26所示。

9. 趋中

趋中是指沙盘的中心或者中间区域呈现出协调、平衡与和谐的景象，最典型的趋中是在沙盘的中心区域出现圆形的组织甚至是曼陀罗的图像，也可以是像太极阴阳鱼那样的对立统一与阴阳平衡。具体如图5-27所示。

10. 整合

当沙盘中出现主题清晰、结构完整的故事，或者是不同种类的沙具有组织地结合在一起，形成和谐统一的结构时，沙盘景象的整合往往象征着游戏者的心灵得到了整合，心灵的创伤也得到了治愈。具体如图5-28所示。

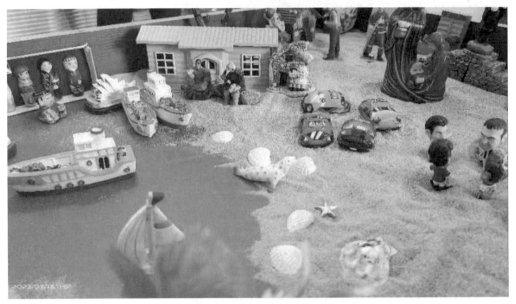

图5-28　整合主题的沙盘

（三）转化的主题

转化的主题是申荷永教授与高岚教授对瑞·罗杰斯·米歇尔关于沙盘主题理论的补充，它更强调的是动态、变化与转机的方向与趋势。

事实上，在上述"疗愈"的主题里，"联结""旅程""新生""趋中"等呈现，都包含了"转化"的内容。而转化并不仅仅是从"创伤"向"疗愈"的转化，也包括心灵继续往前发展的无尽的转变。沙盘游戏的旅程是有尽头的，但心灵的成长是没有尽头的。当沙盘中呈现出"转化"的主题时，就意味着心灵中已经诞生了这些"转化"的力量，这些内化了的"转化"的力量，能帮助我们的心灵向人生的更深处漫溯。

除了在疗愈的主题中包含的"转化"意义外，"转化"的主题还可以表现为以下几种形式。

1. 仪式

仪式在古今中外的文化中都承载着重要的心理意义，尤其是有着"礼仪之邦"美称的中国，仪式更带有不凡的意义。我们出生有"出生礼"，成年有"成人礼"，毕业有"毕业礼"，结婚有"婚礼"，死亡有"葬礼"。每一个仪式，都是生命过程中的一个重要的转折点。而沙盘进程中所出现的仪式，也意味着游戏者心灵的转折与提升。图5-29所示表示仪式主题的沙盘。

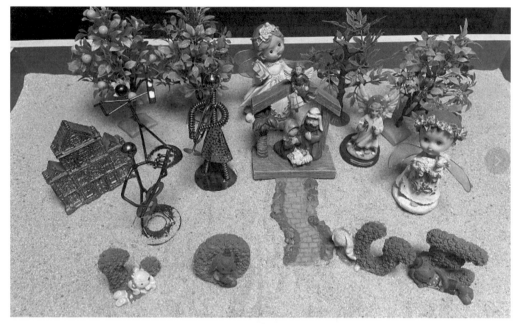

图5-29 仪式主题的沙盘

2. 缓和

缓和，常常是在创伤与治愈之间的一种转化。在沙盘中，如果在混乱的战争中出现了缓冲区，即冲突的双方之间留出了缓冲的空间，或是对立的双方之间有一个缓冲的地带，那么，冲突就有可能缓和，战争就有可能转变为和平。所以，沙盘中出现的缓和的表现，也象征着游戏者内心的冲突有了化解的可能。这种缓和的表现值得沙游师与游戏者去察觉和感受。图5-30所示表示缓和主题的沙盘。

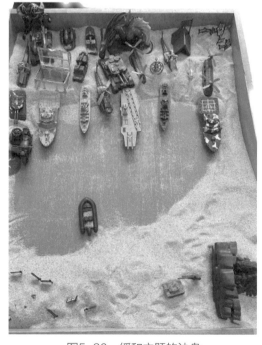

图5-30 缓和主题的沙盘

3. 规则

规则是指沙盘中条理与秩序的形成。如果游戏者的沙盘从混乱无序到逐渐出现规则，比如不同类别的沙具可以更清晰地分类使用了，沙盘中对水的使用也更加合适了，沙具角色之间的联系也更加有逻辑了，这些表现都提示着游戏者的内心已经开始建立起适应环境的规则与秩序感，这是适应社会的心灵的转化。图5-31所示表示规则主题的沙盘。

当然，我们要把这些规则与秩序的表现，与自闭症或强迫症的那种刻板排列同类物品的情况区分出来。简单来说，心灵中规则与秩序的建立与转化是从无到有，或者从混乱到有序的；而自闭症与强迫症的刻板规则排列则是从沙盘进程的一开始就会呈现出来的。

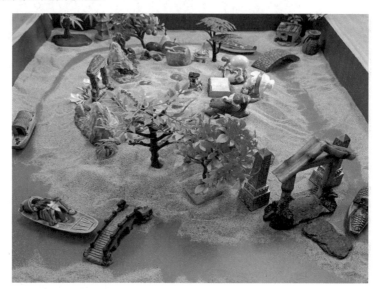

图5-31　表示规则主题的沙盘

4. 对话

对话的表现也是一种转化的主题。沙盘景象中人与人之间出现友好的对话，不同的动物之间也和谐相处，甚至人与动物之间也可以沟通交流，这也可以理解为一种联结的表现。当沟通可以达成，分歧有可能化解时，心灵中的情结就有机会打开。所以，当沙盘故事中出现对话时，它表示的也是一种转化的主题。图5-32所示表示对话主题的沙盘。

在沙盘游戏的进程里，创伤的主题、疗愈的主题以及转化的主题是交错融合地出现的，并不会非常机械地直线过渡。总体而言，随着进程的深入，创伤的主题会逐渐减少，疗愈与转化的主题会逐渐增多。我们可以通过进程中沙盘主题的变化，结合游戏者现实生活中的变化，来综合理解游戏者心灵的成长与变化。

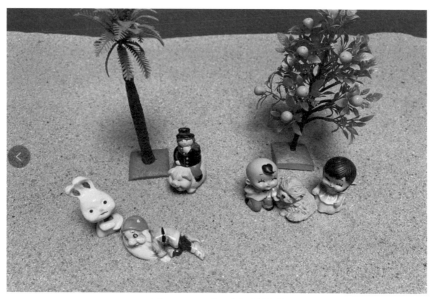

图5-32 对话主题的沙盘

最后，需要再次强调的是，在理解沙盘游戏进程中的各种主题时，我们要像本书第三章中谈及的对象征的理解那样去感受与体会，而不能直接套用书本中的表述，更不能看到一个沙盘的样子跟书本中的某个图像很类似，就直接按书本的描述来理解这个沙盘所呈现的意义。我们依然需要全身心地去观察与感受，在一个个生动的个案中去理解每个独一无二的心灵。

延伸阅读

《移情心理学》

卡尔·荣格 著

梅圣洁 译

世界图书出版公司

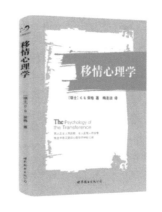

这本书是荣格晚年最有影响力的著作之一。荣格早年追随弗洛伊德，后来却与他分道扬镳，并创立了分析心理学（也被称为移情心理学）。从书中我们可以看到荣格从弗洛伊德对移情的理解出发，最后发展出自己独具一格的对移情的理解。

第四节 沙盘游戏中的无意识互动

在沙盘游戏的进程中，对各种主题的理解，都不能离开移情与反移情，以及共情、共鸣甚至感应。这些无意识的互动，可以说是沙盘游戏的精髓。

一、移情与反移情

关于什么是移情与反移情，这是无意识心理学里一个复杂的概念。

弗洛伊德在他早期的精神分析理论里提到，移情是患者将自己在童年或早期生活过程中的体验与感受，转移到分析师身上的一种无意识的过程；而反移情则是分析师把自己的某些情感投射到患者身上的过程。

弗洛伊德在早期很长的时间里，认为移情会破坏医患关系，认为分析师不能对病人的移情给予反应。但是，后来他逐渐把移情理解为患者未被满足的期望，他也逐渐认识到移情也是有积极意义的。

移情与反移情

移情与反移情常常是指心理咨询中咨访双方之间无意识的投射。很多不同流派的心理学家都对这对概念有不同的理解与诠释。沙盘游戏所基于的荣格分析心理学认为，移情是游戏者的无意识对沙游师的投射，而反移情则是沙游师无意识的内容向游戏者的投射。察觉、分析和处理移情与反移情，有助于了解双方互动的状态与进度，也有助于心灵的成长。

延伸阅读

《相遇心理分析——移情与人际关系》

马里奥·亚考毕 著

刘建新 申荷永 译

广东教育出版社 / 世界图书出版公司

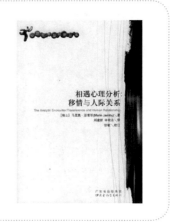

如果担心阅读荣格的著作有点困难，那么，亚考毕的这本书则比较通俗易懂地诠释了分析心理学里关于"移情"的概念与含义。有兴趣的读者可以尝试去阅读。

荣格则认为移情是一种现实层面的人际关系的缺乏，他把移情视为缺乏真实人际关系的一种补偿。

瑞士的心理学家马里奥·亚考毕（Mario Jacoby）也是一位著名的荣格分析师，他认为如果移情背后伴随着无意识原型的内容，移情背后的动机就不会仅仅是个人生活情景的一种重复。当属于主观与内置在心理过程的心灵内容，在与他人或事物外在世界的关系中被体验时，那么我们也就可以将其称为移情。这意味着这些并没有被我们意识到的内容，实际上是自己内在心理结构的一部分。

如果对亚考毕的这个表述不太理解，那么我们也可以暂时抛开这些分析心理学的理论，看看图5-33所示的亚考毕关于移情与反移情的结构图。

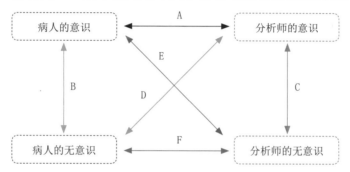

图5-33　亚考毕关于移情与反移情的结构图

这个图是亚考毕借鉴荣格在《移情心理学》里的图表，而改为描述分析师与病人之间的意识与无意识之间的互动结构图。我们可以看到里面有六条线，反映的就是六个不同的心理动力的过程（为了便于表述，这里更改了亚考毕原图中字母的顺序）：

A线：这是患者（被分析者）与分析师之间意识层面的互动，就是两人之间语言交谈的互动，其中的内容都是我们的自我意识所能读懂的东西。

B线：这是患者（被分析者）自我意识与自身灵魂深处无意识的互动。当自我意识与自己的无意识不能得到连接时，很多冲突就会发生。比如，某人无意识里的自己是不想去上课的，但意识上又很明确知道不去上课是不被允许的，是会受到严厉的批评的，于是冲突就发生了，然后不知道为什么就扭伤了腰，于是不去上课就显得合理了。这是自我意识与无意识无法获得接触时，身体所做出的解决问题的办法。通过分析，让意识与无意识得到连接，我们就能主动地寻找折中的或者更多的办法来面对冲突，就不需要用扭伤腰来使不去上课这件事合理化。这条线也是心理分析的最终目的。

C线：这是分析师自己对自己的无意识的察觉。分析师自己也是人，自己也有很多无意识的问题，比如自己的情结或阴影，这些问题可能影响与患者（被分析者）的互动。察觉自己的无意识问题，可以帮助分析师更专业地为患者（被分析者）进行分析，同时也有助于自身的心灵成长。

D线：这是患者（被分析者）的无意识与分析师的意识之间的互动，也就是我们所说的"移情"了。这个过程对被分析者来说是无意识的，是一种自己察觉不到的投射；而分析师是可以意识到的，但需要更敏感地去察觉，才能理解这种移情。

比如，在沙盘游戏中，如果游戏者用一只凶猛的恐龙对着分析师，这可能就是一种对分析师有愤怒情绪的移情表达。游戏者在游戏中往往是不能察觉这种愤怒的，这种愤怒可能被压抑在无意识里，无法直接表达出来。分析师可以看到一只凶猛的恐龙对着自己，如果分析师通过对游戏者无意识的察觉，能理解这是游戏者将自己童年时被父亲责骂而产生的愤怒投射到分析师身上，那么分析师就能较好地理解游戏者在沙盘中的移情了。

E线：这是患者（被分析者）的自我意识与分析师的无意识之间的互动，也就是我们所说的"反移情"。有时候，被分析者的某些言行正好击中了分析师的弱点，或者分析师也有跟病人同样的情结，分析师可能就会把自己的无意识内容投射给病人。

比如，一位刚刚经历家庭矛盾，婚姻正处在破裂边缘的分析师，可能对自己的丈夫/妻子有着很多的愤怒，正好被分析者也在倾诉自己对丈夫/妻子的愤怒，这时候分析师无意识里的情结可能就会被激发出来，而表现出愤怒的情绪。

事实上，被分析者所遇到的情况跟分析师的家庭矛盾可能根本就不一样，但分析师如果把自己无意识里的愤怒投射到被分析者的故事里，那么也会对分析造成不良的影响。这时候，分析师需要认真地察觉自己的反移情，才能收回自己的投射，更专业地为被分析者提供支持。

F线：这是两人无意识之间的互动，就是我们所说的"共情"，甚至是更进一步的"共鸣"乃至"感应"了。亚考毕认为这种无意识之间的联系，是一种相互认同的融合状态，也是移情与反移情经历一段时间的磨合后所达成的合二为一的状态。因为共情是双方无意识的互动，所以需要双方一起去探索。关于"共情""共鸣"与"感应"，我们会在稍后的章节中继续讨论。

以上所谈论的，是关于移情与反移情的一些理论知识，如果想深入探讨，则会涉及更多抽象的心理学概念与理论。而在沙盘游戏实践工作中，我们更关注的是关于移情与反移情的实际体验。

我们可以看看图5-34所示的沙盘。

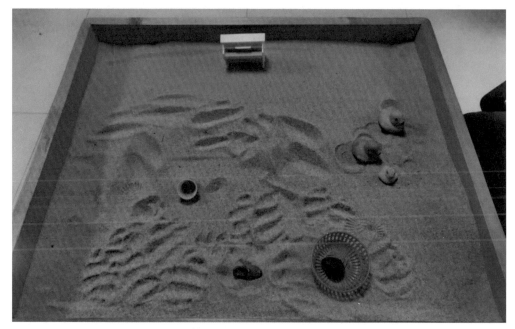

图5-34　12岁女孩小李的沙盘

这是一个12岁女孩（小李）的沙盘。在沙盘里，整个主题是比较空洞的，正上方有孩子每天要练习的钢琴，下面是一个绿色的垃圾筐、一只木鞋子以及一个放了一块石头在里面的篮子。沙盘中有很多的印记，小李在沙盘中移动着沙具，也按下了不少的手印。最后，小李放了三只小黄鸭在沙游师面前。

三只小黄鸭是沙盘中全部的活物，也是沙盘中生命力的呈现。小黄鸭常常是孩子小时候洗澡时的玩具，所承载的是一种被照料的、安心的、无忧无虑的感受。

小李目前面临着小升初的压力，除了每天上学做作业、上补习班，还要坚持练琴、考级，她其实已经不堪重负了，生活中除了这些之外，就只剩下空洞与荒芜。三只小黄鸭面向分析师，正是代表她在向沙游师求助，她希望从沙游师那里得到像小时候洗澡时那种被爱护的、没有压力的、自由自在的感受。

这就是沙盘里的移情。游戏者自己是意识不到这种无意识的投射的，需要沙游师去察觉与理解。

再看看图5-35所示的沙盘，这是沙盘游戏中另一种移情的方式。

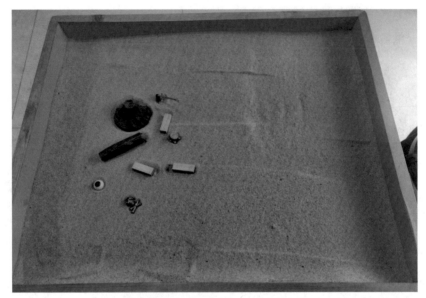

图5-35　14岁男孩小张的初始沙盘

这是一个14岁男孩（小张）的初始沙盘。进入中学后，小张难以适应中学的学习压力，他开始拒学。父母把他带来做沙盘，但小张是不太愿意做沙盘的。在第二次谈话后，他做了这样的一个初始沙盘，在上面放了两个树墩、一截被砍下的树干以及几块木头，埋在沙里的是一个眼球和一个骷髅。整个过程，他几乎没有触碰沙子。

在这个空洞的表达里，我们可以留意到所有的东西都放在远离沙游师的位置，但他却是有表达的。被砍下的木头是没有生命力的，骷髅也象征了生活中的死气沉沉。埋在沙子里的眼球，一方面离开了生命，另一方面承载了希望被看见的象征意义。而这些东西，都离沙游师远远的。这象征了小张既有表露心声的欲望，又担心这些东西是否能被接受，所以他在远远地观望，也在考察这个沙游师究竟是否值得靠近。

这也是一种移情的表现，小张把对父母的不信任投射到了沙游师身上。这样的移情既反映了沙游进程在当下难以前行的状态，也揭示了未来可以打破僵局的潜在可能。当沙游师通过耐心的互动，让小张感受到被接受与涵容，感受到沙盘游戏这个"自由与受保护的空间"时，障碍就可以得到突破，心灵就有机会得到成长。

以上两个例子提醒我们，在理解沙盘游戏中的移情的时候，我们不仅要看到"有"的东西，也要看到"没有"的东西，才能更敏感地捕捉到沙盘里"移情"的信息，更好地理解游戏者心灵的表达。

二、共情与共鸣

前面我们提到了"共情"，共情的英文是empathy，有着进入某种情感、情绪的意味。它所涵盖的是一种对别人的心情的理解以及在此基础上对别人的心境的感同身受。共情也被称为"神入""同理心"等，在心理分析实践中，被认为是分析师的一种基本的能力。

奥地利精神病学家阿尔弗雷德·阿德勒（Alfred Adler）曾用"穿上病人的鞋子来观察与感受病人的切身体验"来描述共情。这就是我们常说的站在别人的角度看问题。但是，我们在现实中却会看到，很多人以为自己是站在别人的角度看问题，其实往往没有真正地站到别人的角度上，而是站在自己的立场去观看别人的观点。这时候，自己以为已经很尽力地去理解对方了，而对方仍觉得别人不理解他。这时候，也就没有办法进入共情的境界了。

由此可见，共情，需要让双方的无意识获得某种情感上的一致性，在分析关系中，则更需要分析师对被分析者投入更多的"无条件的积极关注"，当被分析者感受与体验到这种关注时，两人的无意识就可以得到连接，共情的力量就产生作用了。

当被分析者感受到共情的力量时，他/她的内心就会逐渐感到安全，在被支持的内在体验下，被分析者与分析师之间无意识的互动就更强了，甚至会出现共鸣的现象。

"共鸣"这个词来自于物理学里的共振现象。而心理分析里的共鸣，则是两个心灵之间的共振，如共同去编写一个意象，共同去谱写一首乐曲。

曾任国际沙盘游戏治疗协会主席的茹思·安曼在她的《论共鸣》中曾提到，共鸣是可以传递能量的，它是与生命力有关的，存在于爱的关系中。

而同时，茹思·安曼也提醒道："心灵是需要缓慢地运作的，它需要一定的时间，不能去催促它。尤其是对于那些经历过重大创伤的人，他们是异常

> **无条件的积极关注**
>
> 无条件的积极关注是人本主义心理学的创始人罗杰斯提出的心理治疗概念。他认为治疗者必须无条件地把关注点放在患者身上，对他的倾诉表示足够的尊重与积极的关注。这能让患者感受到温暖、喜欢、尊敬、同情、认可、关怀、受赞许等情感体验。这种体验是心灵得到治愈的重要力量。

敏感和脆弱的。因此，如果这时坚持去暗示他沙盘画面中有用的方面，对治疗是不会有帮助的，他不能接收这些信息。"这一点是重要的，我们不能通过催促或暗示来达成与对方的共鸣，唯有真正投入到沙盘游戏的情境中，让对方感受到共情的力量，感受到内心被支持的体验，心灵才能慢慢地成长起来，共鸣才可以发生。

我们可以看一下图5-36所示的沙盘图。

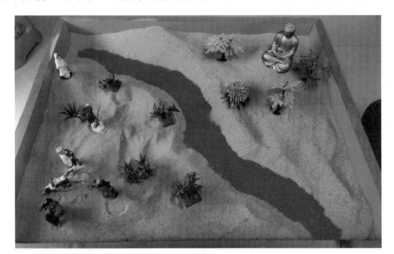

图5-36　37岁王先生的第17次沙盘

这是一个37岁的男士（王先生）的第17次沙盘。在他的第2、7、8次与第15次沙盘中，都出现过如来佛的沙具，并且如来佛的沙具都在靠近沙游师右侧的位置，这是为他带来安全感的精神力量。而在第17次沙盘中，如来佛的对岸出现了观音，也出现了前往西天取经的唐僧四师徒。

带来精神力量的如来佛，可以理解为王先生对沙游师的移情，而沙游师承载了这种移情，并稳定地让王先生感受到了沙游师对他的共情。这种精神力量便可以逐渐在他心灵里稳定并发展起来。随着这种在双方无意识之间互动的慢慢加强，王先生内心也激活了与沙游师的共鸣。

如果如来佛象征着来自沙游师的精神力量，那么河对岸的观音菩萨可能就是王先生内心中新生出来的护佑自己的力量，而受观音菩萨感化的孙悟空、猪八戒与沙和尚，便投到了唐僧门下，保护他走向取经成佛的道路。

这就是沙盘游戏进程中的共鸣。沙游师通过共情让游戏者获得了自由与受保护的体验，获得了心灵成长与发展的动力，终于在意想不到的时刻，出现了两个心灵的共鸣。

三、感应

申荷永教授把"感应"翻译成"touching by heart and response from heart"，就是"感于心而应于心"的意思。他认为感应所反映的是"移情""共情"和"共时性"的心理分析效果，也是治愈的重要因素。

在中国文化里，有"精诚所至，金石为开"的成语，也有"念念不忘，必有回响"的典故。这些都是心灵互动中感应的体现。而在分析心理学里，荣格也提出了"共时性"的概念，来探讨生活中的一些有意义的巧合。这些巧合有时会发生在心灵与外界的事件之间，有时也会发生在两个或多个心灵之间。

荣格曾多次邀请爱因斯坦共进晚餐，爱因斯坦的相对论启发了荣格思考心灵领域的时空相对性。荣格发现，有些事件并非总是遵从我们所知的时间、空间以及因果规律，我们无法用因果关系来解释有些事情的"巧合"，但它们之间的联系是有意义的，并非完全出于偶然，可能遵循着某种"非因果联系的原则"。这便是荣格的"共时性"概念的基础。

荣格的"共时性"概念，也许跟中国文化里的"感应"也有着某种共时的暗合。

笔者曾经跟一个6岁的选择性缄默的男孩子进行了大半年的沙盘游戏，这个孩子在家里和家人可以非常正常地说话，但回到幼儿园或者在其他场合则无法说出话来，只能通过手势来表达他的需求。

这个孩子非常喜欢沙盘游戏，在沙游历程中很快就与笔者建立了相互信任的关系。在前8次的沙盘游戏过程中，虽然可以看到他内心的一些变化，但他依然是无法正常说话。

在第9次沙盘游戏当天的早上，笔者睡醒前做了一个梦，梦见在一个院子里，有一个巨大的蛋，一只小鸟从蛋的里面啄破了蛋壳，飞了出来，飞到了院子的树枝上，吱吱地叫着，然后飞到了天上。笔者看了看被啄破的蛋，蛋壳很厚……

醒来后回想着这个梦，笔者第一时间想到的竟是这个下午要做沙盘的男孩。

到了下午约定的时间，小男孩从我的院子走进沙盘室，一进门就清晰地喊了一声"老师好"。这是笔者第一次听到他跟笔者正常地说话。而接下来的沙盘游戏工作，他都已经可以正常地用语言来表达自己的想法了。

当天的情景至今历历在目，当时的惊喜也让笔者久久不能忘怀。笔者知道，这就是发生在他跟笔者之间的感应。完全有语言能力的他，受限于某些外界的障碍而无法说话，这就像是小鸟被困在厚厚的缄默的外壳里。而这一天，他终于可以突破这个坚硬的外壳，可以自由自在地飞出来了。

这是笔者跟他之间无意识的互动，在沙盘游戏的进程中，在自由与受保护的空间里，他的心灵得到了内在的成长，帮助他破壳而出。至于究竟是笔者感应到了他将要正常说话而做了这个梦，还是他感应到笔者所做的梦，于是突然就能说话了呢？这就像"庄周梦蝶"一样，究竟是庄周做梦变成了蝴蝶，还是蝴蝶做梦化为了庄周呢？

> **庄周梦蝶**
>
> 从前有一天，庄周梦见自己变成了一只翩翩起舞的蝴蝶。他自我感觉非常快乐，悠然自得，甚至忘记了自己是谁。一会儿梦醒了，才记起自己竟然是僵卧在床的庄周。他一下子就迷糊了，不知是他做梦变成了蝴蝶，还是蝴蝶做梦变成了他。

第五节　沙盘游戏中的治愈与转化（案例分析）

在本章前面的章节中，我们谈到了个体沙盘游戏是怎样实施的，谈到了初始沙盘的意义，也谈到了沙盘游戏进程中各种主题的呈现，还谈到了沙盘游戏中的移情、反移情、共情、共鸣以及感应。那么它们是怎样具体地呈现在一个沙盘游戏的过程中的呢？

接下来，我们就用刚才所提到的6岁小男孩的案例，在实践应用中去感受一下它们是怎样呈现的吧。

一个六岁男孩所经历的大半年的沙盘游戏历程

个案背景：

这是一个6岁的男孩（小欧），因为3岁进入幼儿园后就一直不愿跟小朋友说话，父母担心他无法入读小学而带他来做沙盘游戏。

小欧是家里的独子，出生与发育过程都是正常的，父母比较忙，能陪他的时间不多，平时带他的主要是外婆。父亲比较严厉，父母之间经常会有争执。小欧目前在读幼儿园大班，在幼儿园他一直不愿意跟其他老师或小朋友说话，但跟他的音乐老师是可以完全正常地说话的，在家里跟家人也可以正常说话。父母带他去参加一些儿童社交训练班，但效果甚微。

于是，小欧在父母的陪同下，来到了我的沙盘室，开始了他的沙盘游戏之旅。

（一）初始沙盘

图5-37所示是小欧做的初始沙盘。

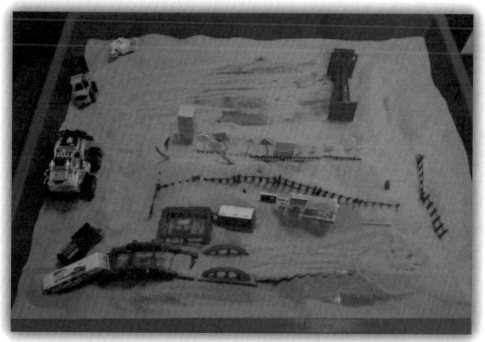

图5-37　小欧做的初始沙盘

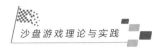

◤ 沙盘呈现 ◢

小欧一来到沙盘室，不等介绍，就迫不及待地开始了沙盘游戏。

在沙盘里，小欧用围栏与指示牌隔开道路，部分路与桥被沙覆盖住，各种车辆在动态地穿梭行走，部分加油站也被埋在沙子中。

一个红色的瞭望塔倒塌在沙盘的一角。

在玩的过程中，小欧又放了一个红色的笼子在沙盘里。

整个过程完全是动态的。

因为小欧不愿妈妈离开沙盘室，所以这一次妈妈看到了沙盘的内容。

◤ 现实生活 ◢

后来小欧的妈妈告诉我，小欧回家后告诉她，他喜欢做沙盘，并提醒妈妈下周一定要继续去玩沙盘游戏。

小欧还告诉妈妈，那个红色的笼子是用来关怪兽的。

◤ 移情与反移情 ◢

小欧一来到就毫不抗拒，直接开始玩沙盘游戏了，回家后也告诉妈妈他喜欢玩沙盘游戏，这体现出小欧最初的积极移情。

沙游师对小欧也不抗拒，并喜欢这个孩子，这也显示出沙游师最初的积极的反移情。

◤ 沙盘中的主题 ◢

从整个沙盘画面看，基本上都是创伤的主题：

· 混乱：盘面上各种沙具散乱并显得比较拥挤与杂乱，条理不清。

· 分裂：横竖的围栏与指示牌把沙盘分割开来。

· 倾斜：倒下的瞭望塔象征着小欧男性的气质被放倒了。

· 陷入：象征着沟通与连接的道路与桥梁受到了阻碍。

◆ 初始沙盘的分析评论 ━━━━━

初始沙盘是整个沙盘游戏进程的基线，所以是非常重要的。

从小欧的初始沙盘里我们可以看到，整体的呈现带着明显的创伤性。混乱的主题显示小欧的心灵并不平静；分裂的主题提示，小欧内心有一些东西是被分割开来的，这与他的选择性缄默是有关的；倾斜的主题象征着小欧男性的能量得不到发展，也暗示了他跟父亲的关系并不是太好；陷入的主题则告诉我们，前进的道路若隐若现，但至少目前是有困难的。这些都是小欧在他的初始沙盘中所呈现的问题。

当然，初始沙盘也向我们提示治愈的线索：车辆不断动态地穿梭，象征着小欧内在充沛的心理能量，而被沙子覆盖住部分的加油站，也提示着内在能量的存在。道路桥梁是沟通的渠道，也是心灵联结的象征，虽然现在还若隐若现，但这也指出了希望的所在。

（二）第2次沙盘

第2次做沙盘游戏时，小欧同时在两个沙盘中做游戏，如图5-38、图5-39所示。

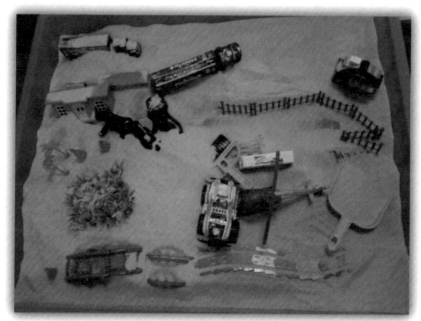

图5-38　小欧第2次做沙盘游戏时在第1个沙盘中做的沙盘

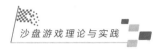

沙盘呈现

这一次小欧允许妈妈离开沙盘室了。他自己则更加活力四射地让飞机、汽车、轮船穿梭于两个沙盘之间。

沙盘中依然有桥梁和道路。出现了第一次没有的内容：狮子、犀牛、鸭子、房子、树木、草地以及一对同床异梦的夫妻与他们身边的冲锋枪。

现实生活

这次沙盘游戏后我与小欧的妈妈做了一次家长访谈，从中了解到小欧日常的情况没有太大变化。而关于沙盘中同床异梦的夫妻以及旁边的冲锋枪，我从妈妈的口中了解到，在小欧一岁的时候，曾目睹过父母十分激烈的争吵。在那之后小欧父母也有过多次争吵，激烈程度会低些，但孩子都没有回避。

移情与反移情

小欧把象征自己心理创伤的同床异梦的夫妻以及武器放在远离沙游师的一角，显示出他对沙游师是否值得信任的试探。他一方面希望表达，另一方面又不知道这样是否安全。

沙盘中的主题

沙盘的画面仍显得混乱，分裂、限制、倾斜等创伤的主题依然存在。而同床异梦的夫妻显然不是一个6岁孩子正常的心灵意象，旁边的冲锋枪更是用象征的语言暗示了小欧心灵深处所承受过的创伤。

分析评论

　　第2次沙盘常常有初始沙盘的意义，也会继续无意识地呈现着游戏者心灵中的问题。而同时在两个沙盘之间进行沙盘游戏，也提示了小欧控制不住的心灵能量。

　　这一次通过同床异梦的夫妻与冲锋枪沙具的呈现，小欧用象征性的语言倾诉了自己内心深处的伤痛与恐惧。父母的激烈争吵，对一个1岁的孩子来说，是极其恐惧的事情，而那个时期也是一个人语言发展的敏感期。我相信小欧的这个心灵创伤，是造成他选择性缄默的一个重要原因。

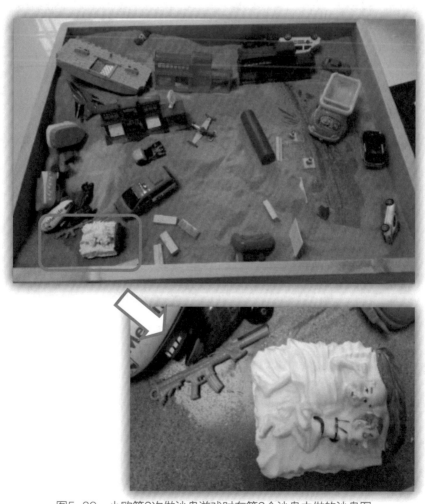

图5-39　小欧第2次做沙盘游戏时在第2个沙盘中做的沙盘图

（三）第3次沙盘

小欧第3次做的沙盘如图5-40所示。

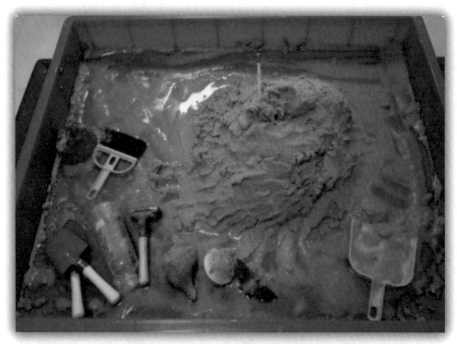

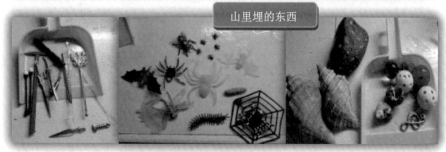

山里埋的东西

图5-40　小欧第3次做的沙盘

⚑ 沙盘呈现

这一次小欧在沙盘里倒进了很多的水，把沙子弄得像一团糊。然后他开始堆一座山，在里面埋进了各种东西，有宝石、武器、贝壳、圆球等。他还想把一些昆虫放进去，但又不敢去拿，他便拉着我，用手指一个，我就帮他拿一个，并帮他埋到他指定的地方。

◢ 移情与反移情 ━━━━◣

面对令他生畏的昆虫，小欧把他内在的一个积极的、能给他支持的父亲形象投射到了沙游师身上，沙游师也很好地承接住了这种移情，让小欧的内心得到了情感的支持。

◢ 沙盘中的主题 ━━━━◣

掩埋，是一种完全的陷入，也是一种受伤的主题。而掩埋在山里的除了代表阴影的昆虫外，还有代表力量的武器，以及代表自性的宝石，这也预示着转化的主题可能出现。

◢ 分析评论 ━━━━◣

这一次是小欧第一次在沙盘里使用了水，这也是他通过沙盘更加深入的无意识的表现。糊状黏滞的沙子象征着小欧内心深处胶着的状态。而沙盘游戏过程中那种移情的表达，也象征着小欧终于可以开始把沙游师的力量运用到自己的心灵里，来帮助自己疗愈创伤。

前三次的沙盘游戏过程可以理解为小欧与沙游师初步建立关系的过程。当关系逐渐建立起来后，自由与受保护的空间也可以让小欧从内心深处感受到，那么小欧的心灵就可以慢慢发展出新的积极的内容了。

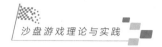
（四）第4次沙盘

小欧第4次做的沙盘如图5-41所示。

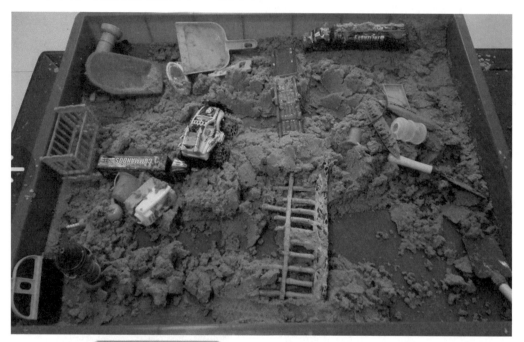

养鱼过程的复盘

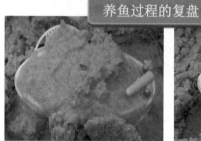
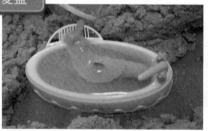
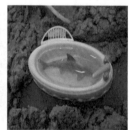

图5-41　小欧第4次做的沙盘

🔸 沙盘呈现 ━━━━━

在这个沙盘里我们可以看到左下角的瞭望塔已经立起来了。桥梁连接在坑洼的路上，车辆在其中运行。

左上角出现了婴儿床、浴盆。在一个白色的浴盆里，小欧养了一条鱼，并不断地用沙子喂它，最后愤怒地用一大把沙子把它掩埋了。

◆ 移情与反移情

　　沙游师对小欧养鱼、喂鱼，喂着喂着却愤怒地把沙子盖到鱼身上的举动产生了反移情，仿佛看到一个家长喂孩子吃饭，当孩子不愿吃的时候，家长把饭硬塞到孩子嘴里的情景。

　　事后沙游师向小欧的家长探究了小欧在家里吃饭的情况。妈妈回复说，如果孩子不愿吃，应该也不会硬把饭塞到孩子嘴里，但严令他吃完所有食物的情况，是肯定会有的。

◆ 沙盘中的主题

　　这一次的沙盘虽然盘面上依然有混乱的感觉，创伤的主题依然存在，但治愈的主题也开始出现了。

　　受伤的主题：

　　混乱：沙盘里的沙具依然比较混乱；

　　掩埋：浴盆里的鱼被掩埋了；

　　倾倒：沙盘里不少沙具还是倒下的；

　　受阻：交通工具的前行还是困难的。

　　治愈的主题：

　　培育：养鱼过程的早段，是对生命予以滋养的过程。

◆ 分析评论

　　在初始沙盘里，有一个倒下的红色瞭望塔。而在这个沙盘里，左上角也有一个倒下的瞭望塔，左下角却有一个已经立起来的瞭望塔，这既有"被看见"的意象，也有男性自我的意象。也许在这次沙盘游戏中，小欧感受到自己被看见了，自己小男子汉的力量也开始萌生了。

　　养鱼与喂鱼乃至把鱼埋掉的过程是有意思的。喂鱼本来是一种养育的原型意象，但孩子的愤怒则呈现出幼年被养育时所遭受的伤痛。

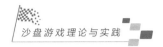
（五）第5次沙盘

小欧第5次做的沙盘如图5-42所示。

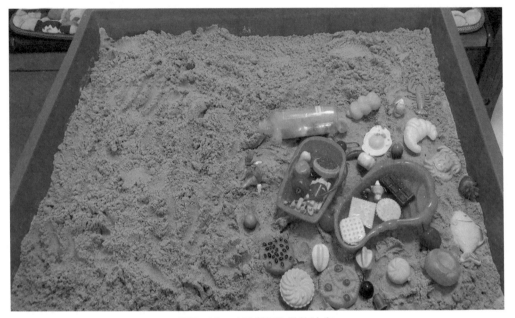

图5-42　小欧第5次做的沙盘

沙盘呈现

这一次小欧把沙具架上几乎所有的食物都搬到了沙盘里，然后一一在浴盆里洗干净，递给沙游师吃。

在之后的第6次沙盘，小欧依然延续着这个做食物给沙游师吃的过程。

移情与反移情

这种喂养的过程，是一种直白的移情，可以看到小欧向沙游师投射了非常积极的意象，那是一种养育者的原型。小欧细心地洗食物，并不厌其烦地示意给沙游师吃，却完全没有硬塞给沙游师的动作。沙游师也接受了他的供养，两人之间的共情逐渐呈现了。

▶ 现实生活 ▬▬▬▬▬

这次沙盘游戏后沙游师与小欧的妈妈又做了一次家长访谈，了解到小欧最近在家中脾气变坏了，外婆反映孩子越来越不听话了。沙游师告诉妈妈，孩子的不听话可能是自我意识的发展，发脾气也是一种向外表达的行为，这常常是缄默被打开的前奏，妈妈要安抚好外婆，尽量不要去责骂小欧。

▶ 沙盘中的主题 ▬▬▬▬▬

这一次的沙盘呈现的是明显的培育主题，各种食物充满了滋养生命的能量。

▶ 分析评论 ▬▬▬▬▬

以喂养主题贯穿整个过程的沙盘游戏表达，甚至延续到第6次沙盘游戏，这既可以理解为小欧与沙游师之间移情、反移情以及共情的结果，也可以理解为小欧在自我滋养方面的能力正在发展，变得更加积极与稳定了。

我们不要忘记，在上一次沙盘游戏中，小欧养鱼、喂鱼，最后却在愤怒中把鱼掩埋了，这可以说是一种养鱼的失败。而在第5次和第6次沙盘游戏的进程中，小欧修补了这种失败，在这个方面，他得到了成长。

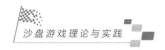
（六）第7次沙盘

小欧第7次做的沙盘如图5-43所示。

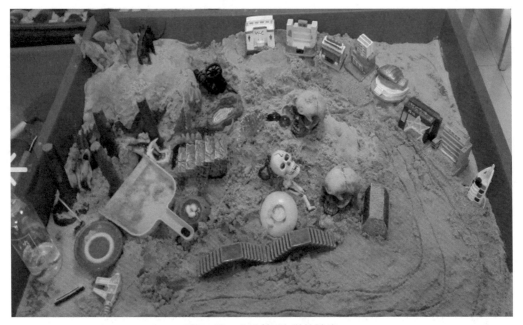

图5-43　小欧第7次做的沙盘

◆ 沙盘呈现

小欧从沙具架里挑出一支玫瑰花送给沙游师。然后他把一堆骷髅树墩丢在沙盘中间，接着他就去做了一排建筑物，建筑物前方修了铁轨，有火车在地底下运行。

最后，他把一大把宝石埋在沙盘的左上角，并放了三只恐龙在上面守护着宝藏，同时也把送给沙游师的玫瑰花插在上面。

◆ 现实生活

这段时间小欧在家中依然很容易发脾气，这是他内在能量要冲破外部障碍的象征性表达，他在积蓄力量。沙游师继续提醒家长要尽可能包容孩子，不要压制他的情绪。

◆ 移情与反移情

小欧让沙游师坐到他对面，并送给沙游师一支玫瑰花，这是一种直白的移情表达。他把玫瑰花插在埋藏宝藏的地方，并让恐龙在那里看守。这时候，移情的力量象征着沙游师与具有强大力量的恐龙一起守护着小欧心灵的宝藏。这对他的自我成长至关重要。

◆ 沙盘中的主题

这里面依然呈现着创伤的主题，但疗愈也越来越多地得到酝酿。

创伤的主题：

混乱：沙盘的中间部分还是混乱的；

受伤：骷髅、断骨等；

掩埋：宝藏还不能拿出来，火车也只能在地下运行；

疗愈与转化的主题：

联结：桥梁、台阶、梯子，这些都是联结的意象，已经不被沙子掩埋了；

新生：鸟巢中的三个蛋，虽然还没生出来，但新的生命已经在酝酿；

规则：建筑物一字排开，不再是随便丢在沙盘里，这已经是规则的雏形。小欧内在的规则感逐渐建立起来。

◆ 分析评论

这是一个在混乱中又传递着希望的沙盘。小欧从第一次来做沙盘到现在，已经过了两个多月了，他的内心在沙盘游戏的进程中开始悄悄地发生变化。

混乱依然没有解除，创伤依然没有愈合，但疗愈的力量已经在他心灵的深处萌生。

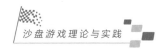
（七）第8次沙盘

小欧第8次做的沙盘如图5-44所示。

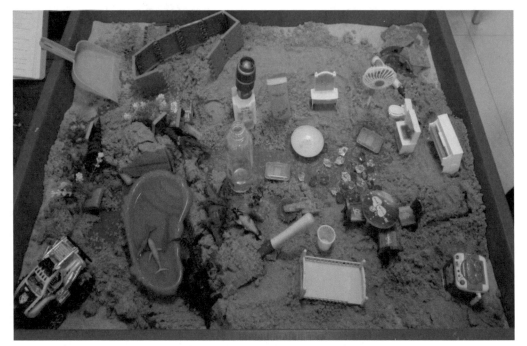

图5-44　小欧第8次做的沙盘

沙盘呈现

　　这一次小欧选了一些较大的宝石，在沙盘中拨开沙子，把宝石放在里面。随后，又选了一些家具，围在宝石周围。这是一个宝石的"家"。

　　后来，他又把三条鱼放在浴盆里，加上清水，鱼儿在水里自由自在地生活。

现实生活

　　放寒假了，小欧的父母带他到郊外的山上玩了一天，玩得筋疲力尽，但很开心。这样的活动能帮助小欧宣泄内心的能量，所以沙游师也鼓励小欧的父母多进行这样的亲子活动。

沙盘中的主题

　　沙盘的左侧依然给人混乱的感觉，而宝石的家则体现了更加成型的规则感，这时的宝石已经不是被掩埋在沙里，而是可以拿出来了。而浴盆里的鱼，也不会被沙子掩埋，培育的主题越来越清晰了。

分析评论

　　沙盘中规则感越来越强，而宝石的家更展现了小欧内在积极的力量正在汇聚，鱼儿也得到了正常的培育。这些都让人感觉到，小欧正在朝着疗愈的方向前进。

（八）第9次沙盘

　　小欧第9次做的沙盘如图5-45所示。

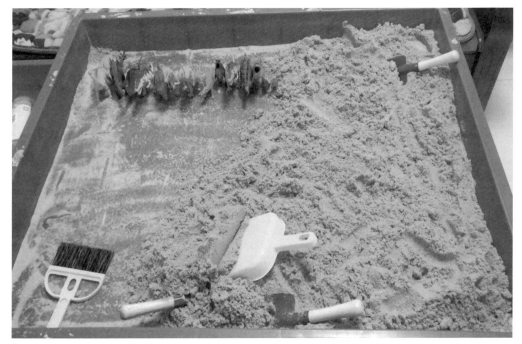

图5-45　小欧第9次做的沙盘

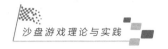

◆ 沙盘呈现

这一次小欧说要做一个恐龙的坟墓，然后跟沙游师一起把沙具架上的恐龙全部找出来，一个一个地埋在沙子里，然后再一个一个地把它们挖掘出来，一一排列在空地上。

◆ 现实生活

现实生活中，小欧仍会在家里发脾气，这是内在能量突破障碍往外宣泄的表现，需要得到抱持。

在幼儿园，小欧仍只能跟关系比较好的小朋友作一些耳语式的语言交流，要真正突破缄默的坚硬外壳，仍需继续努力。

◆ 移情与反移情

正是在这一天的早上，沙游师梦见了一只小鸟啄破了坚硬的蛋壳，从里面吱吱叫着飞了出来。下午小欧来到沙盘室的时候，竟直接就开口正常说话了。

这是一种不期而遇的感应，是一直以来双方深度移情与反移情的结果。

◆ 沙盘中的主题

此时的掩埋是为了挖掘，创伤的主题正在向疗愈的主题转化。

挖掘出来的恐龙整齐排列，这也反映了小欧逐渐内化了的秩序感与规则感。

◆ 分析评论

这是小欧沙盘游戏进程中的一个里程碑。从这一次开始，在沙盘室里，他已经可以用正常的语言进行交流了。

掩埋恐龙象征着一种荒蛮的能量得到收敛与管控，在缄默状态下的小欧并不是心平如镜的，那种状态下内心的冲突用恐龙的荒蛮能量来比喻丝毫不为过。把这种原始的能量埋葬起来，再把恐龙挖掘出来，这个过程有着凤凰涅槃、向死而生的象征意义。

之前沙盘里散乱的恐龙，在重生之后，已经可以整齐列队了，荒蛮的能量得到了秩序的管控，这是心灵成长的重要启示。

（九）第12次沙盘

小欧第12次做的沙盘如图5-46所示。

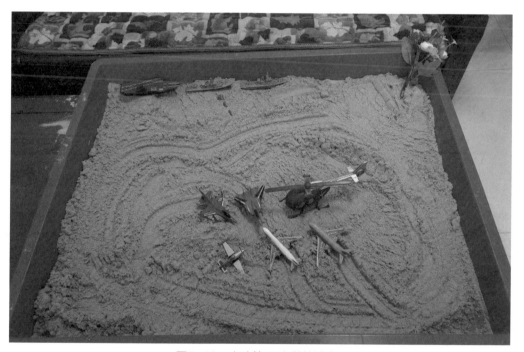

图5-46　小欧第12次做的沙盘

➥ 沙盘呈现

小欧再次选了一束花送给沙游师，放在沙游师面前的位置上。

然后，他开始了轮船的巡游以及飞机的飞行、降落。而每当飞机降落时，他都强调飞机要停泊到原来的位置。

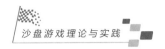

现实生活

第9次沙盘之后，经历了一个寒假，小欧到外国去旅行了一段时间，沙盘游戏也中断了三周。小欧旅游重新回来后，在第10、11次沙盘游戏过程中，都在重复着第9次沙盘的掩埋恐龙与挖掘恐龙的过程。这是他要跟几周前无意识的发展重新连接的做法。他需要对自己心灵的成长做再次确认。

同时，在现实生活中，外婆因为无法忍受小欧的脾气，屡屡对其进行责骂。

移情与反移情

再次送花，也是一种直白的正性移情，也提示着小欧对沙游师支持力量的期待。

沙盘中的主题

旅程：飞机可以起飞、降落，轮船可以起航、返航；
规则：飞机、轮船都有自己的排列与秩序。
这些都是转化与疗愈的主题。

分析评论

经历了凤凰涅槃式的重生以及随后的反复确认，小欧的心灵已经得到重整。但是，重整后的力量还是不稳定的，他需要更多的支持。

而现实生活中，外婆并不能继续地包容与支持他，于是小欧在沙盘里向沙游师送出鲜花，希望得到沙游师更多的共情的力量。

无论如何，小欧原来无序的心灵里已经开始建立内在的秩序，飞机与轮船也已经可以起航。在沙游师的陪伴下，小欧一定可以继续往前，走得更远、更自如。

（十）第13次沙盘

小欧第13次做的沙盘如图5-47所示。

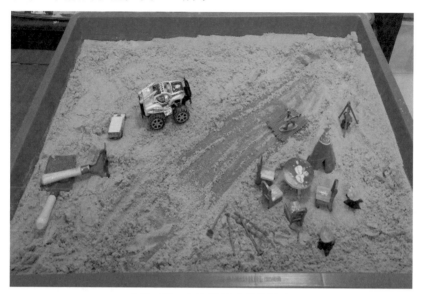

图5-47 小欧第13次做的沙盘

沙盘呈现

这是小欧第一个有故事的沙盘：印第安人的营地里有他们的帐篷与桌椅，有个印第安人去打鱼，回来烧了鱼和大家一起吃。

河对岸的车子是不能到河的这一边来的。

现实生活

妈妈告诉沙游师，小欧在绘画班里与其他小朋友说话的情况比以前进步了。

幼儿园老师也表扬小欧比以前更加积极主动了。

沙盘中的主题

能量：河里有鱼可以供人类食用，活水也是人类生活的必需；

培育：印第安人打鱼，并烹煮食物与家人分享。

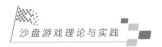
🔖 **分析评论**

    故事的形成，也意味着小欧的秩序感与规则感得到了内化，并能在心里组织起故事，这是心灵正在自我疗愈的表现。

    对需要得到滋养的这个意象，小欧已经从单纯放食物到沙盘里，发展为主动打鱼、主动寻求滋养的过程。这一变化是无意识逐渐意识化的一种过渡。

（十一）第17次沙盘

    小欧第17次做的沙盘如图5-48所示。

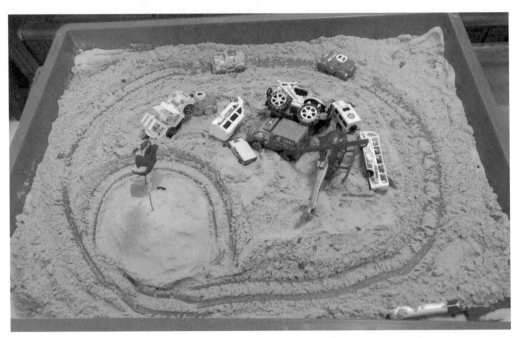

图5-48　小欧第17次做的沙盘

🔖 **沙盘呈现**

    小欧开着汽车在赛道上奔驰，沙游师必须开着另一辆车跟在他的后面，不能超过他，但也不能远离他。

◆ 移情与反移情

　　沙游师必须开车跟着他，且不能远离他，这正是小欧把一个理想的抚养者的角色移情到沙游师身上的表现。

　　随着孩子自我的发展与成长，他需要逐渐地与抚养者拉开距离，但他仍没有能力自立，所以抚养者也不能真的离开他。理想的抚养者是支持他，但又不能离他太近，要给他自由发展的空间。

◆ 沙盘中的主题

　　在第14～17次沙盘里，小欧也在重复着旅程与培育的主题，而这次沙盘则在旅程的主题外又增加了趋中与对话的主题。

　　趋中：车辆绕着沙盘的中心运行，车道形成了一个周而复始的圆环；

　　对话：沙游师的车子必须跟在小欧的车子后面，不能超车（这也是规则的主题）。

◆ 分析评论

　　这是一个呈现自我发展的沙盘，小欧要求自主地驾驶，这是小欧开始主动驾驭自己心灵的象征。而且他不再完全对权威服从，而是可以提出自己的要求了。

　　沙游师在沙盘游戏进程中的一个重要任务，就是进行专业的陪伴。小欧要求沙游师驾车跟随其后，其实也是在与沙游师的这项工作产生共鸣。

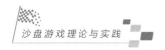

（十二）第18次沙盘

小欧第18次做的沙盘如图5-49所示。

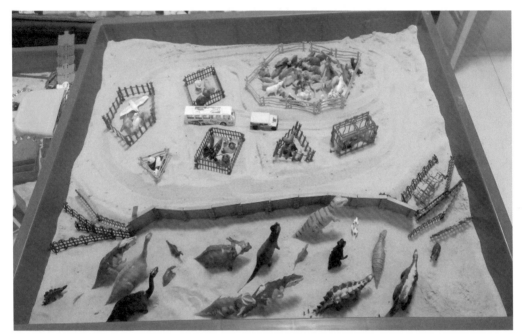

图5-49　小欧第18次做的沙盘

🔺 沙盘呈现

这一次小欧说要建一个动物园，并带大家参观动物园。

他用围栏把不同类别的动物围起来，然后开着黄车在前面带路，沙游师开着大巴载着游客跟着他的车参观动物园。

最后，他把恐龙关在围墙后面，没有围墙的围栏还要多加几层保护，他说不能让恐龙跑出来干扰游客参观动物园。

🔺 现实生活

这段时间小欧在幼儿园已经可以跟小朋友玩得比较好了，只是面对那些批评过他的、比较严厉的老师依然不愿意说话。

◆ 沙盘中的主题

这一次沙盘呈现了较多疗愈与转化的主题：

旅程：参观动物园，这就是一个充满乐趣的旅程；

整合：修建动物园的组织能力呈现了小欧内在的整合性；

仪式：观众集中坐车，并在带领者的规程下参观动物园，这个过程也充满了仪式感；

规则：人类的活动与原始的恐龙必须严格分隔开，这与动物的分类、参观路线的制定等都是规则的具体表现。

◆ 分析评论

越来越多的疗愈主题，反映了小欧心灵的成长。结合现实生活中的变化，小欧这一段沙盘游戏的进程也开始接近尾声了。

在之后的第19、20次沙盘游戏里，小欧也通过培育、旅程、整合、趋中等主题，进一步巩固了心灵的成长。

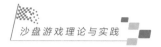
（十三）第21次沙盘

小欧第21次做的沙盘如图5-50所示。

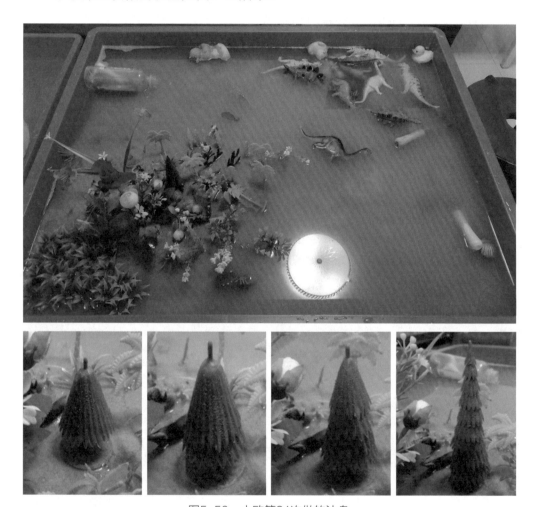

图5-50　小欧第21次做的沙盘

🔺 沙盘呈现

这一次在沙盘里放入了大量的水，这是一次各种动物都来参加的水上活动。玩了好一会之后，小欧在沙盘的一角把沙子垒起来，做成了一个小岛，并在岛上种了各种植物。不能游泳的动物都走到了小岛上。

岛的中间有一棵小松树，小欧开始时只放了一节树冠在那里，还说它小，要保护好，不能让水淹过它的肩膀。沙游师问他：如果淹到肩膀会怎样？他说：

那小树就会淹死，就不能长大了。

小欧持续为小树叠加树冠，表示过了一年，小树又长高了一节……这样年复一年，小树最后终于长大了。

► 现实生活

小欧的幼儿园生活快要结束了，他现在已经基本上可以跟小朋友们正常用语言交流了，只是对于某些他不喜欢的小朋友，他还是不太愿意与他们说话。

► 沙盘中的主题

能量：水是生命之源，这是生命的原始能量，而绿洲则增添了这种能量的气息；

培育：树木的生长（比如小松树），非常生动地象征了自我的成长；

规则：不会游泳的动物要走到小岛上。

► 分析评论

不会游泳的动物聚集到小岛上，给人一种诺亚方舟的感觉，那是一种生命的救赎，有着从创伤中获得重生的意象。这对小欧来说是意义非凡的。

而年复一年逐渐长高的小松树则尤其令人感动。当它还小的时候，要小心地保护好它，之后，它就可以一年一年地越来越茁壮地成长，就正如小欧本人一样。小欧的自我发展以及与自性的整合，已经朝着一个更值得期待的方向前进了。虽然他现在依然处在那个要保护好、不能让水淹过肩膀的小松树的阶段，但他已经看到了未来的方向。

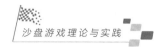
（十四）第24次沙盘

小欧第24次做的沙盘如图5-51所示。

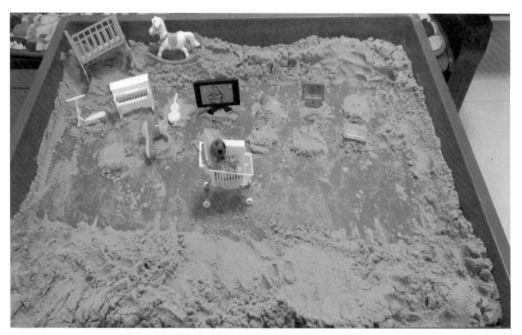

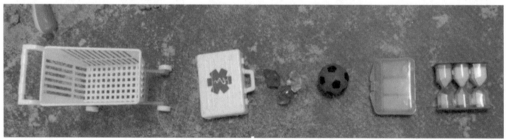

图5-51　小欧第24次做的沙盘

沙盘呈现

这一次小欧说要做一个购物商场，他用沙子做了陈列台，然后选了一些物品放到商场里。经过一番挑选，他选了药箱、足球、宝石、沙漏与化妆盒放到购物车，满载而归。

现实生活

妈妈认为小欧做沙盘游戏的目的已经达到了，她觉得小欧已经可以跟小朋友正常交流，可以正常进入小学阶段了。

小欧将要入读的小学在另外一个较远的城区，再来做沙盘会很不方便，所以经与沙游师商量，决定再做一次分离与告别主题的沙盘，让这个沙盘游戏的进程得到一个完美的终结。

移情与反移情

带着收获回家，这是一种移情回收的表现。在沙游进程中，小欧通过移情与沙游师建立了心灵的联结，这种联结帮助他获得了心灵的成长。如今，他准备回家了，商场购物这个过程，以及对化妆盒的选择，预示着他将收回移情，并回到与妈妈更接近的环境中，继续心灵成长的旅程。

沙盘中的主题

带着收获回家，这也是一种可以感受到的疗愈的主题。

分析评论

购物象征着带着收获回家，沙游师相信小欧已经知道沙盘游戏的进程将要结束了。

药箱是可以用来治疗伤痛的，当人患病或受伤时，会到医院去治病疗伤，而一些小伤小痛则可以自己在家从药箱中找到药物来疗愈。带着药箱回家，对小欧而言，有着重要的象征意义。

宝石是珍贵的东西，在之前的沙盘里也出现过好几次，那是自性的象征，小欧没有把宝石丢掉，而是要把它带回家，这是一种与自性的持续连接。

足球则是一种需要集体合作的运动，在规则下合理地释放出内在的攻击性。这也寓意着小欧将带着这种自性的力量投入小学入学后的新的社会关系中。

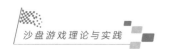
沙漏则象征着沙盘的力量被凝聚起来，沙漏同时也有祝福绵绵不断、永久连接的象征，他要把这种力量与祝福带回家，继续给自己以支持。

化妆盒则象征着小欧已经在准备把移情的注意力从沙游师身上撤离，并放回到妈妈身上了。

（十五）第25次沙盘

小欧第25次做的沙盘如图5-52所示。

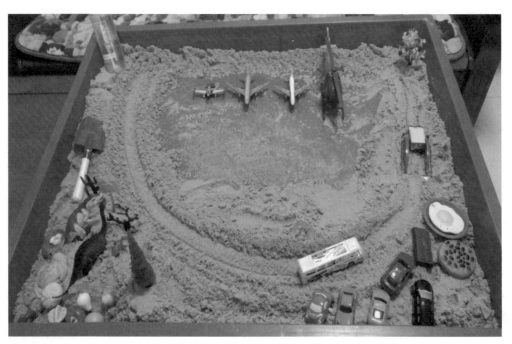

图5-52　小欧第25次做的沙盘

🔺 沙盘呈现

这一次是结束的沙盘。

小欧先取了飞机，在沙盘周围飞行了几周，然后停到停机坪上。

然后又取来车子，他开黄色小车，沙游师开大巴跟在他后面，绕着机场又行驶了几圈，然后停在机场右侧。

随后是三只恐龙和几棵小树在左下角，包括之前放过的那棵小松树。恐龙后面有恐龙蛋。

接着他放了一些食物在右下角，他说那是给机场的人吃的。最后他把一棵果实累累的果树放在了机场的右上角。

时间到了，小欧还是有点依依不舍，他让沙游师跟他一起再开车绕机场行驶了3圈，才停下来，挥手告别。

◆ 移情与反移情

告别的沙盘，重温了过往沙盘游戏过程中小欧与沙游师之间的移情与反移情，其中的精神力量将内化到他的心灵里，帮助他继续接下来的人生旅程。

◆ 沙盘中的主题

这一次沙盘也汇聚了诸多的疗愈与转化的主题：能量、新生、旅程、趋中、对话、仪式等。

与前期的沙盘相比，可以看到开始的时候沙盘里基本上都是创伤的主题，随着沙盘游戏的进展，创伤的主题在逐渐减少，疗愈的主题在逐渐增加，直至沙盘游戏进程的结束。

◆ 总结评论

至此，我们看到了一个生动的沙盘游戏进程。

小欧通过早期与沙游师建立关系，逐渐用象征的语言把问题呈现出来，然后经过自我的滋养与酝酿，终于让缄默得到突破。在随后的几个月里，小欧通过不断的巩固与反复确认，也让自我得到了成长。在整个过程中，无论是沙盘游戏表达的层面，还是现实生活中的变化，都可以看到小欧心灵的发展。

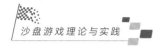
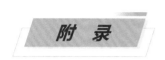

马丁·卡尔夫关于解读沙盘的20个要点

多拉·卡尔夫的儿子马丁·卡尔夫（Martin Kalff）在1993年总结、分析了沙盘过程中需要注意的20个要点。这是从心理咨询的角度整理出来的注意事项，对于非心理咨询领域的沙盘游戏爱好者也有参考意义。

1. 来访者的背景资料和外部环境

由于来访者的背景、病例各不相同，相似的沙盘场景可能具有完全不同的意义，因此必须结合来访者的内外部环境来考察沙盘的内容。沙盘里的场景通常是现实生活环境的预演，在沙盘中出现一段时间之后才有可能在外部生活中成为现实。

2. 咨询过程中的信息

需要考察在咨询过程中来访者与沙游师之间的互动以及来访者的言语和非言语表达与沙盘内容之间的关系。来访者对沙盘内容的解说和情绪反应以及梦境，都会为解读沙盘的意义提供重要线索。

3. 沙游师的感受

考察沙游师对整个沙盘或其中部分内容的情绪感受，也是很重要的，与他/她在见证此沙盘之前的感受相比，以此梳理出是否存在沙游师的个人投射。同样重要的是要将沙游师的感受与来访者对沙盘的情绪反应相对比。

4. 空间

沙盘空间的使用能为分析沙盘内容提供重要的信息。过度拥挤、填满沙具的沙盘可能代表着无意识活动的泛滥，而沙盘中空荡荡的场景可能代表着抑郁或较低的心理能量。另外，相对空旷的沙盘也可能代表着内在心灵的清透与平静。一直空置半个沙盘或者闲置沙盘的某些区域，则可能暗示着来访者没有能力表达令其恐惧的内在心灵体验，或者代表着来访者的心灵严重失衡。

5. 沙子的选择与使用

来访者对于干沙或湿沙的选择，以及他们提及的对此选择的解释，可以为解读沙盘游戏历程提供重要信息。如何使用沙子以及不使用沙子，都具有同等重要的意义。来访者犹犹豫豫或者不愿意触碰沙子，可能代表着对无意识的恐惧或者与身体方面相关的困难。拍平沙子则可能暗示着对情绪的控制或者强迫性的防御。

6. 沙具的摆放和沙子的形状

沙游师一定要观察来访者在沙子塑形和沙具摆放中形成的形状特点或主导形状。圆形可能代表着女性能量占据主导，具有感性特质；而直线构成的几何图形则可能代表着男性能量占据主导，具有理性特质。塑造沙子和摆放沙具的方式也可能提供一些重要的信息。更为小心的塑形或者摆放可能代表着强烈的意愿，而随意的洒落则可能暗示着缺乏意愿或动机。受到沙盘游戏进程影响的躯体信息可能通过用沙子塑造出来的形状或所使用的沙具是身体部位或器官来显现。

7. 色彩

沙盘中主导颜色的选择可能蕴含着游戏进程的部分重要意义。浓烈的红色可能象征着对生活的渴望。这种颜色可能以一种补偿的方式出现在情绪抑郁的来访者的沙盘中。主导颜色为绿色的沙盘则显示出来访者更沉静、富有生命力的内在状态。

8. 对沙盘蓝色底部的使用

沙盘的蓝色底部可以被用作代表一片干净的平面，并在上面设计图形，或者可以被用作代表一片干净的区域，比如医院。但大部分情况下，它代表着水域。观察来访者如何向下移动到这一"水平面"是十分重要的。如果来访者并不拨开沙子露出水平面，可能意味着对进入心灵深处的恐惧。如果来访者可以较早地接触到这一水平面，可能表明他/她可以触及心灵深处的滋养资源。要注意观察蓝色水域是否被明确地作为水源使用，是否存在着一些混淆的部分。比如，将陆地生物摆放在水域里，这可能说明来访者辨别的能力比较薄弱。

9. 沙具

沙游师必须关注来访者使用了哪些沙具以及如何使用它们。另外，专门使用或者完全不用某些特定种类的沙具，具有重要的意义。不使用某种特定的沙具可能是一种心理防御。出现或缺失植物类的沙具可能提供了有关来访者个人经历中成长、压抑、希望或忧伤的重要信息。

10. 沙具在空间中的摆放

将沙具摆放在沙盘的对角上，这是沙盘中任意两个沙具之间最远的距离，这样摆放可能呈现出彼此对立的、特殊的象征内容。

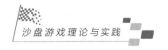

11. 分化程度

对沙盘游戏场景的分化可以反映出自我发展的水平。这包含了各种可能性，从毫无区分地把沙具倒入沙盘，到随意摆放，再到不分敌我的混战场面，最后是界线清晰、组织有序、分化程度最高的场景。

12. 场景中沙具之间的关系

观察沙具之间是否相关，以及它们之间如何互动，是十分有价值的。这可以反映出来访者在与他人的关系中感受如何，或者他/她心灵各方面之间的关系如何。在沙游历程中，沙具和元素之间关系性质的改变代表着疗愈方向的重要指标。沙盘里沙具之间不相关和相互独立无关的场景，代表着严重的心理障碍。在这种情况下，要仔细观察游戏进程中从彼此不相关到产生关系的转变。桥梁的出现可能代表着人格不同方面的连接以及可以接触到更高层面的心理能量。而连接相同元素或者随意摆放的桥梁则显示了较低的心理能量，或者是缺乏决策的能力。

13. 个性化表达

独特的个性化表达可能表现为来访者把沙子塑造成脸庞或者身体的样子。同样，来访者也可能制作沙具或把从家里带来的东西当作沙具，作为一种独一无二的个人表达摆放在沙盘中。

14. 动态或静态特征

沙盘中运动的流畅或受阻都会提供有关来访者心灵能量运动的重要信息，因此，观察运动是可控的、通畅的还是自由或混乱的，是非常关键的。在运动受阻的情况下，要在沙盘中寻找是否存在着受阻能量的出路。同样重要的是研究沙盘中封闭内容的特征，试着去理解这是代表着安全、专注和分界的需要，还是代表着能量的受挫。

15. 沙子的二维使用

来访者可能把沙盘作为一个二维平面来进行创作，就像画画一样。必须将这种使用沙子的意义放在沙盘游戏进程的整体背景中进行考虑，其可能表明此时沙盘内容还不大可能通过三维立体空间进行展现。

16. 与意识的远近

一个沙盘是处在意识水平还是无意识水平，也许能以沙盘中日常现实场景的性质为评判标准，那些处在辽远漫长时空甚至是想象虚构的场景中的沙盘，要比常态的日常生活场景的沙盘更远离意识水平。同样，沙盘中也可以同时看到不同意识层面的混合。

17. 象征内容

对象征内容的理解需要治疗师对神话、象征、宗教、童话和解梦等有一定的了解，并且要具体案例具体分析。尽管来访者可能无意识地使用象征所代表的集体无意识内容，但来访者对特定象征的联想或感受都具有特别的分量。所有的象征本质上都具有广泛的意义，涵盖了从积极到消极的两面内容。考察每个个案中所使用的象征的特别意义是十分关键的。另外，仅从象征词典中查找象征意义是远远不够的。

18. 要在整个沙盘游戏进程的背景下解读

针对每一个沙盘，治疗师必须将其放在整个沙盘系列中进行分析，要与上一个沙盘和下一个沙盘进行对比。

19. 依据心理发展模式的解读

对沙盘中沙具和元素之间关系的分析，可能显示出荣格理论中自性化过程的心理发展模式。在对沙盘游戏进程的分析中，阴影、阿尼姆斯和阿尼玛的出现，有可能代表着来访者自性的展现和随后自我的发展。在沙游进程中，诺依曼（1973）的意识发展阶段可能逐渐呈现出来，同样还包括了其他著名理论家提出的发展模式，比如弗洛伊德的人格发展阶段理论、埃里克森的人格发展八阶段理论等。

> **阿尼姆斯与阿尼玛**
>
> 这是荣格原型理论中的两个重要的原型。阿尼姆斯是女性无意识中永恒的男性原型意象，阿尼玛是男性无意识中永恒的女性原型意象。它们连接自我意识与集体无意识，并具有打开通往自性之路的潜能。

20. 来访者与沙游师的关系

沙盘及其要素可能显示出沙游师与来访者之间的关系，以及移情、反移情或交互移情的特点，因为沙盘游戏会唤起来访者和沙游师的意识与潜意识同时工作，在此期间，来访者与沙游师之间又在意识和潜意识水平上进行着复杂的互动。沙游师对来访者的沙游历程充分容纳，形成了"自由与受保护的空间"，而来访者自性的发展是在这种空间中所

> **咨访关系**
>
> 心理咨询过程中，咨询师与来访者之间的互动所形成的关系，称为"咨访关系"。

形成的咨访关系的自然产物。沙具之间的关系可能反映出咨访关系的质量。来访者对某些特定沙具的选择，不管是有意识的还是无意识的，都可能反映了沙游师的特点。

（资料来源：《沙盘游戏疗法手册》，Barbara A. Turner著，陈莹等译，中国轻工业出版社）

本章小结

　　本章具体介绍了个体沙盘游戏的实施过程，包括如何准备、如何向游戏者介绍沙盘、如何记录、如何分析与讨论、如何结束等。同时，也强调了在沙盘游戏过程中初始沙盘的重要意义。初始沙盘反映的是整个沙盘游戏的基线，它既呈现了游戏者心灵中的问题，也提示了疗愈的线索。

　　此外，本章所谈到的沙盘游戏中沙游师的角色与任务是一个不可忽略的问题。对沙盘游戏中各种主题的理解，也是我们理解沙盘游戏的重要环节。而理解沙盘游戏背后的意义，也离不开沙盘游戏过程中游戏者与沙游师无意识的互动，包括移情、反移情、共情、共鸣与感应。

　　在本章的最后，我们用一个具体的沙盘游戏案例诠释了初始沙盘的意义、沙盘进程中的各种主题以及无意识的各种互动。

本章关键术语

　　个体沙盘游戏；初始沙盘；面具沙盘；创伤的主题；疗愈的主题；转化的主题；移情；反移情；共情；共鸣；感应

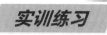

个体沙盘游戏咨询

实训任务：

1. 掌握个体沙盘游戏的操作方法；
2. 学会对初始沙盘进行分析；
3. 能对个体沙盘游戏进行初步分析。

实训目的：

学会个人沙盘游戏的操作流程，可以独立进行个人沙盘游戏咨询，在实践中可以初步成为一名沙盘游戏工作者，为接下来成为沙游师奠定前期的基础。

实训导入：

我们学习了个体沙盘游戏的操作方法，现在我们进行分组独立操作练习。

实训准备：

沙盘游戏室一间，沙架、沙具、沙盘若干，钟表、沙漏。

实训规则：

分组练习时，组内成员模拟沙盘游戏咨询场景，一个扮演沙游师，另一人扮演来访者，小组其他人在稍远处进行观摩记录。在此基础上，写出咨询过程案例分析并分享。

实训内容：

1. 分组练习：以小组为单位，每人进行完整的沙盘游戏咨询过程。
2. 小组讨论：各组成员在分别完成沙盘游戏咨询演示后进行点评总结。
3. 小组展示：各组选出代表用PPT进行案例分享。

实训步骤：

1. 教师布置实训任务和讲解实训规则；

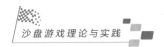
2．分组练习：小组每位同学都参与沙游师和来访者进行的完整咨询过程的模拟练习；

3．各组写好咨询记录和分析过程后挑选一名组员进行全班案例分析分享；

4．教师点评总结；

5．收放桌椅、沙具等实训器材。

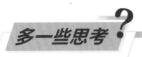

在个体沙盘游戏咨询中，有人认为需要时刻对来访者的语言行为和沙具摆放一一记录，觉得这样做不会遗漏每个细节，对复盘和分析以及督导都有极大的帮助。但有人觉得不需要时刻记录，如果来访者在讲述自己的故事或者描述沙盘呈现的时候沙游师只忙于记录，会让来访者认为沙游师没有很好地倾听，甚至有种被忽视的感觉。在临床咨询时沙游师应该怎样做才比较合适呢？

第六章

团体沙盘游戏

团体沙盘游戏

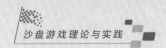

学习目标

1. 掌握团体沙盘游戏的概念和实施过程；
2. 了解团体沙盘游戏的应用和设置；
3. 能独立完整地带领团体进行沙盘游戏。

内容概要

本章内容概要如图6-1所示。

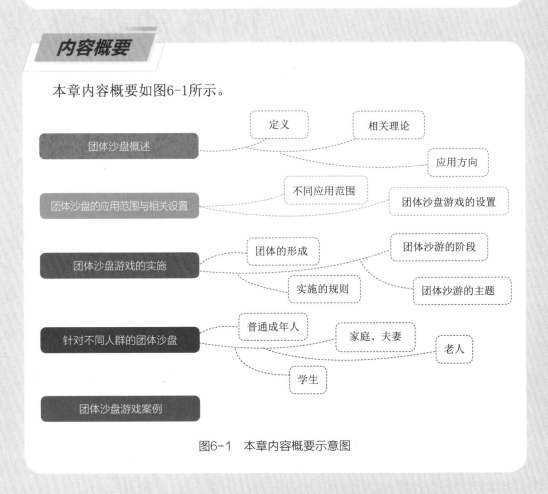

图6-1　本章内容概要示意图

在前面的章节中，我们谈论沙盘游戏，基本上是从个体层面来讨论的，而在这一章，我们将谈及以团体方式进行的沙盘游戏。顾名思义，个体沙盘游戏是个人进行的，而团体沙盘则是一群人一起做的沙盘游戏。那么团体沙盘游戏的实践，跟个体沙盘游戏有什么不同的地方呢？

接下来，我们就一起来看看什么是团体沙盘游戏。

第一节 团体沙盘游戏概述

团体沙盘游戏

一、团体沙盘游戏的定义

我们都知道，从1929年洛温菲尔德在自己的诊所里首次设置了沙盘与孩子玩耍，到多拉·卡尔夫在20世纪50年代创立沙盘游戏疗法，再到之后的几十年里，沙盘游戏作为一种基于荣格分析心理学的心理疗法，都是以个体为对象进行的。到了20世纪80年代，迪·多梅尼科首先把沙盘游戏应用到了团体工作中，丰富与拓展了沙盘游戏的使用范围。随后，很多国家都开始把沙盘游戏运用到团体辅导等领域。

20世纪末，随着沙盘游戏进入中国，沙盘游戏应用在团体工作领域得到了长足的发展，沙盘游戏的应用也突破了心理疗法的范畴，更广泛地被运用到职业辅导、社交活动、家庭辅导、幼儿教育等诸多领域。这也让心理咨询领域以外的更多人群可以有机会接触沙盘游戏，并从中获益。

那么，团体沙盘游戏有没有一个确切的定义呢？

关于这个问题，可以说，不同领域的学者可能有不同的定义。和个体沙盘游戏相比，团体沙盘游戏有着更多的影响因素，参加的人多了，动力也复杂很多，在不同领域的应用中，规则与设置都可能不一样。比如，有的团体沙盘实践应用是几个人使用一个标准沙盘来进行的；有的则专门用一个更大的沙盘让更多的人一起参与；还有的实践应用则是几个人一起做沙盘游戏，但每人使用一个沙盘。这也反映出团体沙盘游戏可以有更大的灵活性。

但一般而言，团体沙盘游戏通常是由4～8个人一起在沙盘里创造沙盘作品的过程，在这个过程中，无意识心理学的内容会被不同程度地淡化，意识化的内容会更多地被关注。团体成员在一起进行沙盘游戏的过程中，可以触碰到自己内心世界里的某些东西，同时也可以了解到自己与别人的不同。通过团体内的互动与交流，团体成员可以对自己有更多的了解以及更新的领悟。

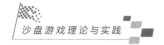

二、团体沙盘游戏的理论基础

（一）心理场域理论

团体沙盘游戏属于一种团体辅导或团体活动，团体的心理动力学就是团体沙盘游戏的一个非常重要的理论基础。

美国著名心理学家勒温认为，人是一个场，人的心理现象具有空间属性，人的心理活动是在某一生活空间中发生的，这种空间也被称为"场域"。人的行为是会被场域影响甚至左右的，心理场域主要由个体的需要以及个体和个体的心理环境相互作用的关系所构成的。这就是勒温的"心理场域理论"。在一个团体里，每个人都会受到心理场域的影响，从而带来改变。

在团体沙盘游戏里，团体成员之间的互动会对这个团体的心理场域产生影响，而被影响的心理场域又会反过来促使团体沙盘游戏的参与者发生改变，以及觉察到这种改变。

（二）分析心理学理论

在分析心理学的理论里，荣格提到"自性化"概念。所谓自性化，往往就是一个人最终成为自己，让自己的心灵得到整合，变得完整，真正地做自己，保持自己的独特性，但又能自如地与身边不同于自己的人们和谐共处。

团体沙盘游戏正是通过在团体中建立彼此之间互动的关系，并让团体成员在其中感受自己内在自性的声音。在团体的共同成长中，去学习与他人共处，同时又保留自己的个性与独特性。

所以，团体沙盘游戏也是一个帮助团体成员进行心灵整合和走向自性化的过程。

（三）沙盘游戏理论

多拉·卡尔夫认为，在"自由与受保护的空间"里，通过沙盘游戏，参与者可以较为自如地运用象征性的表达方式，让自己的意识自我与无意识深层的自性产生连接，通过沙盘倾听自己内在自性的声音，并激发起自己内在治愈的力量，或是整合的力量。同时，游戏者通过沙盘游戏，也可以让积压于自己内心深处的不安、愤怒、抑郁、烦躁等情绪都得到一定程度的宣泄。

所以，对于团体沙盘游戏而言，沙盘游戏的理论与原则依然是需要遵循的。

（四）心理类型理论

荣格的心理类型理论，从基本态度、获取信息的偏好、处理信息与决策的方式等方面进行分类，把不同倾向的心理偏好区分开来。从心理类型的理论看，八种基本的心理功能态度是我们每个人都具有的，但每个人分化和发展的程度不一样，这就造成了每个人不同的个性与偏好。

风靡全球的迈尔斯-布里格斯类型指标（Myers-Briggs Type Indicator, MBTI）测试则是在荣格心理类型理论的基础上，加上对外行事偏好的维度，从而形成了16种心理类型的评估结构。

心理类型理论的重点，不在于给人贴标签，而在于帮助我们认识自己或他人的心理类型，了解自己的优势功能、辅助功能、劣势功能等，以便更立体地探索自我、认识自我，更主动地发挥自己的优势功能与辅助功能，发展自己的劣势功能，以促进自己的自我完整与整合。

团体沙盘游戏也为团体成员提供了一个很好的了解自己和提升自己的机会。"以人为镜，可以明得失"，团体成员可能各自拥有不同的优势功能和劣势功能，在一起互动的时候，可以互为借鉴、互相促进各自对自己的认识和理解，也有助于学习如何去理解他人。

（五）社会学习理论

美国心理学家班杜拉认为，人们通过观察旁人的言行、模仿他们的行事方式，就能帮助自己习得新的行为模式。他认为一个人大部分的社会行为都是在与环境的交互影响中形成并定型的。这就是班杜拉的社会学习理论。

在团体沙盘游戏中，成员之间不同张力的互动，可以起到互相影响的作用。通过团体互动中的互相观察与学习，自己的一些适应性强的优良行为可能成为别人学习的模范，自己也可以学习到别人的某些人际交往策略或是某些人际应对模式。

在这样相互学习的团体氛围中，每一个成员都可以使自己得到改变与成长。

三、团体沙盘游戏的应用方向

从心理动力学的角度看，经过多年的团体沙盘游戏实践，目前团体沙盘游戏呈现出两种不同的应用方向。

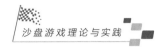

（一）强化意识层面的心理活动

这是较为常见的应用方向。

强化意识层面的心理活动，意味着团体沙盘游戏的目标是通过观察学习了解自己、接纳自己、探索自我，以便更好地理解他人、改善人际关系模式、学习新的为人处世的思维方式与行为模式。

这种方向的实践应用，会淡化沙盘游戏中无意识的呈现，作为带领者，也要小心避免因为沙盘游戏过程中的某个情景触发了团体成员中某一人的无意识内容而引发强烈的情绪反应，避免挖掘与探讨与团队成员的个人成长困境和创伤相关的话题，而要把重心维持在团体的意识性心理活动中。这个方向会比较广泛地应用在企业、学校、社区活动中，被用作团体辅导、团体建设的常用工具。

（二）强调无意识的对话与探索

强调无意识的对话与探索的应用方向，主要围绕分析心理学的学习者或应用者之间。沙盘游戏从诞生的时候开始，就是一种无意识的工作。在沙盘中感受、体验无意识的表达，是沙盘游戏的重要特点。但是，当无意识表达在沙盘中呈现，所呈现的往往是个人的某些情结，甚至是更深层的阴影。随之而来的，可能是各种情绪的反应，这在一个团体工作中是不容易把控的，除了带领者需要有足够的功力，也需要团体成员有一定的心理学知识以及自我察觉能力与自我情绪管控能力。所以，在这一个方向的实践应用，往往只局限在心理学专业人员的群体中，而目的则更偏重于团体的心理咨询与心理问题的处理。

第二节　团体沙盘游戏的应用范围与相关设置

如前所述，团体沙盘的实践应用也是在强调意识层面以及强调与无意识互动的两个方面。对于后者，应用范围比较狭窄，主要应用于心理学学员对自身无意识的探索以及在心理咨询与心理分析方面的专业应用。而对于前者，就是弱化无意识的呈现，避免纠缠于深层无意识的困扰中，强调意识层面的心理活动，强调在团体的氛围里观察学习，从中了解自己，理解他人，并从团体的智慧中获得自己成长的滋养。

一、团体沙盘游戏的应用范围

（一）心理咨询相关机构的应用

（1）心理分析与心理咨询培训机构：在沙盘游戏学员学习的过程中，需要通过实践、体验与感受来掌握团体沙盘游戏的操作与应用。对于团体沙盘游戏的学员来说，除了熟悉团体沙盘游戏的实施流程之外，通过亲身体验去理解与探索自我，也是沙盘游戏学习与训练的一个重要环节。

（2）心理咨询与心理辅导：这里指的是与深度心理学相关的一些心灵深处的探索，属于前面提到的对无意识的探索。通常是一些学习深度心理学的人，或者对深度心理学感兴趣的人，他们聚集在一起进行心灵的探索。这是需要专业的分析心理学专家与有资质的沙游师来带领的。

（3）交互式团体沙盘游戏辅导：这是高岚教授及其团队所研发的团体沙盘游戏模式，属于前面所提及的强调意识层面心理活动的应用形式。通过团体成员在沙盘游戏中的人际互动，促进个体进行观察、学习、体验，以认识自我、探索自我、调整改善与他人的关系，尝试新的态度与行为方式，促进个体与团体的良好协作及支持性发展。

（二）学校与幼儿园的应用

（1）针对学生行为问题的团体沙盘游戏应用。凯斯特里（Kestly，2001）研究发现，参加过团体沙盘游戏的学生，被学校办公室训诫的情况明显减少，在团体合作方面的表现也更好了。

（2）学生尤其是青春期学生面对各种社会与情感的发展问题时的自我探索。对于有条件的学校，让进入青春期并开始面对社会适应问题、情感问题、家庭困扰、自我发展问题等的学生参加团体沙盘游戏，有助于他们更开放地学习适应社会、调节自身行为、发展理解他人的能力，整合自己的精神世界。

（3）幼儿园的团体沙盘游戏。有的重视幼儿心理发展的幼儿园，在幼儿园里让小朋友参加团体沙盘游戏，帮助孩子互相学习，使之更有安全感，还能够培养主动性。

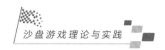

（4）帮助教师团体进行心理减压与心灵成长。

（5）在学校里运用团体沙盘游戏帮助家长改善对孩子的理解。

（三）家庭、婚姻、亲子关系的应用

团体沙盘游戏对家庭关系的调整来说，是一种比较轻松与有效的方法。对一些家庭关系紧张，又希望能调整这种紧张关系的情况，通过访谈往往是不容易消除误解与矛盾的。我们通常都知道，家不是讲道理的地方，要通过面质来探讨家庭成员的行为是不容易的。团体沙盘游戏则是一种非语言的心灵疗法，家庭成员通过在沙盘里象征性的表达甚至是象征性的冲突了解自己，理解对方，并逐渐调整与改善关系。

团体沙盘游戏在家庭关系中的应用，可以涵盖家庭中的各个方面，比如与老人的相处问题、夫妻关系问题、亲子关系问题等。

（四）各种社会、团体组织的应用

社会、团体组织的范畴是非常广泛的，或者说，除了以上所列举的应用，其余所有的团体沙盘游戏应用都暂且归类在这里了。比如：

- 企业团体辅导、团队建设与职业减压；
- 人力资源部门对员工特点的发现与辨别；
- 疫情下心理创伤人群的心理舒缓与心理重建；
- 服刑人员及其家属的团体心理疏导；
- 公务员及高工作强度的社区服务人员的心理减压与心理疏导；
- 独居或欠缺社会支持资源的老人的心理建设。

在团体沙盘游戏实践应用上，这是一个可以继续探索与拓展的方向。

（五）不适合进行团体沙盘游戏的情况

有一些情况是不适合进行团体沙盘游戏的，比如：

- 正在经历着一些急性生活危机的人员；
- 有严重抑郁症的人员；
- 有自杀倾向的人员；
- 有攻击性或情绪不稳定的人格障碍人员，如边缘型人格障碍者；
- 精神分裂症患者。

二、团体沙盘游戏的设置

团体沙盘游戏也属于沙盘游戏，因此团体沙盘游戏的设置与个体沙盘游戏的设置在很多方面是一致的。尤其是在沙盘室与沙盘设备方面，基本上与个体沙盘游戏是无异的（具体请参照第二章的内容）。

也有人使用比标准沙盘更大一些的沙盘来进行团体沙盘游戏，理由是参加沙盘游戏的人多了，需要更大的空间给他们去表达。许多有经验的团体沙游师认为这样是没有必要的，理由是即使是几个人参与，标准沙盘的大小还是比较适合个人视野的。而且，团体沙盘游戏并非要把沙盘放满，相比沙盘的面积而言，沙盘的边界对团体来讲意义更重要，只要在一个限定的范围内进行，就已经体现了沙盘游戏"自由与受保护"的涵义了。

此外，也有一些沙游师认为，沙盘太大，有一些内倾比较明显的成员，可能会自己躲在一角经营自己的世界，从而得不到与团体其他成员互动的机会，这样反而背离了团体沙盘游戏的初衷。所以他们也认为应该采用标准大小的沙盘。

沙盘大小的问题，其实也牵涉团体沙盘游戏的其他一些设置问题。比如：

（1）团体沙盘游戏的参加人数。5个人是一个比较合适的规模，夫妻沙盘可以就两个人，家庭亲子沙盘可以2～5个人，对于其他一些团体沙盘游戏的运用，需要的情况下也可以再多一点，但一般而言，不要超过8个人，否则标准沙盘就显得太小了。当然，更重要的是，人越多，心理动力就越复杂，对带领者的要求就越高。团体成员太多，复杂的心理动力有可能对个别成员造成负面影响，其影响甚至可能超过团体沙盘游戏带来的积极影响，所以控制人数也是团体沙盘游戏的一个重要设置。此外，单数的组员人数更有利于在团体意见存在分歧时通过投票获得表决意见。

（2）团体沙盘游戏的时间与频率。每次团体沙盘游戏的时间通常为60～90分钟。这是指不同人数、目的等情况下可以松动调整的范围。人数少时，时间也相应少些。但即使人数多了，也不宜超过90分钟，否则团体成员难以集中精神，团体互动的效果也会大打折扣。这个松动的时间范围是指整个团体沙盘游戏开始之前的设置考量空间，一旦确定下来，每次团体沙盘游戏都必须遵循确定下来的时间。确定时间后，就没有任何松动的空间了。这涉及整个团体沙盘游戏的边界，带领者必须强调并始终维护好这个边界。团体沙盘游戏通常每周一次，对于团体沙盘学习体验、企业团队建设或者社会团体的集训，也可以每

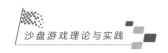
天一次。团体沙盘游戏一共进行多少次，可以根据具体的目标与计划来灵活处理。在实践应用中，通常以6次或12次为一个周期，进行多少个周期就由团体与组织者来共同决定。

（3）团体沙盘游戏的其他设置。

①团体成员的甄选需要尽量异质化，让不同特点的成员组成团体，有助于成员互相之间的观察、理解与学习；

②全体成员需要确认一个共同的团体沙盘游戏目标；

③团体成员需达成共识，在团体沙盘游戏过程中，可以谈论沙盘游戏中自己的感受，但不可以去评判别人。

第三节　团体沙盘游戏的实施

团体沙盘游戏的实施与个体沙盘游戏有许多一致的地方，这是沙盘游戏所共有的特点，但二者也存在不同之处。

一、团体的形成

不同于个体沙盘游戏的是，团体沙盘游戏需要组建团队。

组建团队的发起者不同，组建团队的目的也会不一样。像企业员工心理援助计划（EAP）或团队建设，通常是由发起者先制定好团体沙盘游戏的目的，然后再选择合适的成员组成团队。而家庭亲子沙游，则可能是参加者确定了，然后才一起商定期望通过沙盘游戏达到怎样的目的或期望。

无论如何，团体成员走到一起，期望通过沙盘游戏来达到一个什么目的，这是需要在团体沙盘游戏开始前明确好并得到所有成员同意的。这是开始团体沙盘游戏的一个前提。

除了团体成员要对参加团体沙盘游戏的目的有共识外，沙游师也要分别与每一个团体成员沟通，一方面倾听他们的需求与期望，另一方面也要筛查每个成员是否适合加入这个团体。沙游师既要尽可能安排具有异质性的成员进入同一个团队里，同时也要鉴别每个成员的心理稳定度。心理稳定度不足的成员有可能在团体沙盘游戏过程中控制不好自己的情绪，会在团体互动中带来较大的张力，如果沙游师不能妥善处理，这种张力可能对其他团队成员造成伤害。这需要沙游师在团队成员筛选中预先评估好。

完成团队组建与成员筛选后，还要安排线上或线下的团队成员预辅导，即使条件有限，也至少要有书面的预辅导，向成员讲解团体沙盘游戏的特点，讲解沙盘游戏过程的主要规则，鼓励成员积极参与。这是团体成员来参加沙盘游戏之前的一个预热。

有一些情况是需要招募团体成员的，比如个人成长与心灵探索的团体沙盘游戏、学生或家长探索自身的团体沙盘游戏、社团组织为帮助疫情下心理创伤的人舒缓心理的团体沙盘游戏等。招募的过程大致包括：

（1）发起者制定团体沙盘游戏计划书；

（2）通过线上、线下相结合的方式进行成员招募；

（3）沙游师对候选成员进行访谈、评估与筛选；

（4）与参与者签订知情同意书、保密协议等文件；

（5）试团体。有些沙游师会在团体沙盘游戏正式开始前，先进行一次30分钟到1小时的试团体，让成员对团体与沙游环境有个初步的了解。如果有成员对这个团体感到不适，可以在试团体后退出团体。试团体的目的是增强团体的稳定度，避免团员在以后的团体沙盘游戏中中途退出。但因为涉及所有成员的时间以及场地、费用等各种原因，目前很少有沙游师进行试团体活动。

二、团体沙盘游戏的操作规则

在团体沙盘游戏正式开始之前，需要有一个简短的引入过程。首先是团队成员各自做一个简单的自我介绍，让彼此初步认识。然后通过指导语重申此团体沙盘游戏的目的与目标，介绍团体沙盘游戏的设置、规则与阶段，帮助成员做好进入沙盘游戏的准备。

团体沙盘游戏的规则不是一成不变的，往往会因为不同的情况而相应地调整。这种调整需要沙游师在游戏开始前确定下来，并在这个过程中维持规则的设置。以下是一些常用的团体沙盘游戏规则。

（1）团体沙盘游戏通常由团体成员按一定的顺序选择沙具摆放在沙盘中，或者在沙盘里改变或塑造沙形。所有成员都操作过一次，即为一轮。

（2）一般来说，有多少位团体成员，就进行多少轮沙游操作。

（3）摆放沙具或制作沙形的顺序通常抽签决定。例如：小组有5位成员，各自抽到1～5的号码，第一轮从1号开始按顺序进行，第二轮则从2号开始，如此类推，让每位成员都平等地经历过一次首先操作。

（4）每人每次只能放一个沙具，或者动一次沙子（比如挖一条河、垒一座山）。完成动作后不可以改变或移动别人的沙具或沙形。

（5）取沙具时，尽量不要让别的成员看到，不要以任何方式向其他成员预先透露自己接下来这一轮动作的意图。在挑选沙具、摆放沙具、操作沙形的过程中，成员之间也不要有任何形式的协商与交流。

（6）所有沙具放到沙盘后，不能再拿回沙架。参与者可在沙盘内移动自己的沙具或改变自己的沙形。

（7）调整的权利。这是团体沙盘中一个有特色的操作。每一轮动作完成后，可以有一次调整的动作。调整的意思是指，可以移动某一个沙具或者改变某一个沙形，但不可以增加或减少沙具。至于谁来调整、如何调整，则可以有不同的做法：

①每一轮最后操作的那个人有调整的权利，他可以调整任何人的任何一个沙具或沙形。

②每轮抽签决定谁可以调整。

③在每轮结束后，用民主商议的方式来进行集体讨论。每一位成员都可以提出要不要调整、如何调整的意见，然后集体商讨。如果意见不一，可以采取投票表决的方式，以少数服从多数的原则来决定是否调整、如何调整。

以上方式可以在团体沙盘游戏一个周期不同次的活动中轮流使用。比如，这一周用投票的方式来决定可以调整的人，下一周用集体讨论的方式来决定，等等。

（8）每一轮操作后，有一个讨论的环节，每个成员可以表达自己的感受。经过简单的讨论后，再开始下一轮的操作。沙游师需要把控好整体的时间节奏，避免因为讨论占用太多时间而导致团体沙盘游戏到该轮结束时间却不能完成。

（9）所有轮次结束后，要预留5～10分钟让团队成员再次进行讨论，分享整个沙盘游戏过程的感受以及对整个沙盘作品的评价，还可以让成员换到别人的位置上，从不同角度观察与感受沙盘，这往往可以为成员带来新的启迪。

（10）尽量避免团体成员在团体沙盘游戏周期内退出团体。如果有人想中途加入团体，需要得到沙游师与所有团体成员的同意。

以上规则只是一些大体上的规则，难以做到非常细致或面面俱到。在实际操作中，往往会出现很多灰色地带，不同的成员包括沙游师对这些灰色地带的理解可能有区别。这时候就需要整个团体一起来商讨解决了。有时候这些灰色地带不一定能得到大家都能接受的解释或者解决方案，如何面对与处理分歧，这也是团体一起学习与成长的课题。

此外，团体沙盘游戏的带领者，常常需要在团体进行沙盘游戏的时候做一些记录，这将有助于讨论时的引领与反馈。表6-1所示是一个以5人小组为例的记录表，使用者可以根据具体情况制作自己的记录表。

表6-1　5人小组团体沙盘游戏记录表

参与者		张三	李四	王五	陈二	何一	调整
第一轮	沙具与沙形						
	讨论的内容						
第二轮	沙具与沙形						
	讨论的内容						
第三轮	沙具与沙形						
	讨论的内容						
第四轮	沙具与沙形						
	讨论的内容						
第五轮	沙具与沙形						
	讨论的内容						
最后的讨论							

团体编号：　　　　第＿＿＿次团体沙盘游戏　　　日期：　　　沙游师：

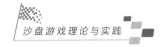
三、团体沙盘游戏的阶段

可以从两个角度理解团体沙盘游戏的阶段。

（一）单次团体沙盘游戏的阶段

这是指每一次团体沙盘游戏操作过程中的阶段划分，它又可细分为以下3个阶段：

1. 引入阶段

前10分钟左右，承前启后，回顾上一次沙盘游戏的感受与体会，引领团队成员放松、全身心地进入本次团体沙盘游戏。

2. 沙盘创作阶段

它是主要的沙盘游戏过程。按照规程轮番进行沙盘游戏操作。对于每一轮自己的感受、别人对自己的影响，尤其是调整的部分让自己产生了什么样的感想与领悟，这个阶段对团体成员来说，是需要用心去体会的。而对引领者来说，则需要尽可能地涵容，并尽量避免干扰团体的氛围。

3. 分享讨论阶段

最后10分钟左右，引领者要尽可能地鼓励团队成员去表达感受与想法，并尽可能避免教诲与评判。团队成员则可以在这个阶段里更多地回顾自己的感受，也观察别人的做法，从中寻找启迪。

（二）整个团体沙盘游戏周期的阶段

整个团体沙盘游戏进程可能需要6次或者12次甚至更多的次数，这个过程可能要经历一周或是数月。在这个过程里，随着团队成员的互动与沙盘游戏的进展，团体成员又会经历一些不同的阶段。

1. 初始阶段

这是团体开始进行的第2～3次沙盘游戏。这时候，团体成员之间还比较陌生，互相之间的关注与互动相对少一些，人际沟通比较表浅，大多数成员都是小心翼翼的，不会轻易去冒犯别人。

在这个阶段，团体成员需要在沙游师的引领下，逐渐尝试与其他成员建立信任，并学会放松和表达自己。

2．冲突阶段

经过2～3次团体沙盘游戏的互动之后，一些相对更能表达自己的成员会开始增加自我表达，由此也会带来更多的攻击性，也会有意无意地碰撞到其他团队成员的边界。于是，在这个阶段里，团体内的矛盾与冲突增加，焦虑情绪与自我防卫的表达也会增加。

在这个阶段里，团体沙盘中的张力常常是很高的。沙游师需要鼓励成员面对冲突并认识与感受这些冲突，同时也去观察自己应对这些冲突的方式以及别人应对冲突的方式。通过观察学习，可以帮助成员理解冲突背后的人际关系，学习更具适应性的冲突应对方式。

在这个阶段里，沙游师也要关注团体中冲突的张力，如果张力过高，可能对某些心理稳定性相对不高的成员造成伤害。这时沙游师就应做出有限的介入，防止张力过高对成员造成伤害。

3．成长阶段

这是团体沙盘游戏的主要阶段。经过冲突与反思，团体成员之间逐渐可以开诚布公地交流自己的想法与感受，探讨自己的困惑与矛盾。成员之间的沟通已经可以不再停留在表面，而是涉及更深入的交流。有时候团队成员之间的争论可能很激烈，但大家都会感到很舒服。

在这个阶段里，团队成员可以更深入与更广泛地互相探讨大家关心的主题，也可以互相提供反馈与支持。成员之间逐渐表达更多的互相尊重与关怀，也会互相协助，团体成员会得到新的领悟，并把领悟转化为行动。团体成员在这种互动中让心灵得到整合与成长。

4．分离阶段

这常常是团体沙盘游戏的最后1～2次工作，因为团体即将解散，成员之间可能出现依依不舍甚至伤感的情绪。这个时候，沙游师需要引领大家正视、表达分离的情绪，并学习处理这种因分离而引起的焦虑。而回顾、整理整个团体沙盘游戏的收获，常常可以有效地把大家的关注点带回来，更好地巩固团体沙盘游戏带来的领悟与收获，并做好行动的准备，把这些收获应用到每个成员自己的现实生活中。

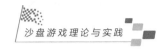

四、团体沙盘游戏的主题

在强调与无意识对话的团体沙盘游戏实践中，常常会采用以下方式来进行探索：

①有主题、有规则；

②有主题、无规则；

③无主题、有规则；

④无主题、无规则。

在这些方式中，无主题或者无规则的探索，往往更加开放，更能触探到某些无意识中的内容，但也更难把控，需要参与者有较好的自我意识与稳定的情绪管控能力，也需要沙游师具备更专业的带领能力。

而对于团体沙盘游戏更广泛的应用，也就是强化意识层面心理活动的实践应用，则需要遵循前面所介绍的各种规则，才能保证团体沙盘游戏的安全性。

至于是否有主题，通常在团体沙盘游戏的初始阶段，尤其是在第一次做沙盘的时候，可以没有主题，因为这个时候主要的任务还是帮助团体成员互相认识，建立信任。成员通常也不会在第一次做沙盘时就深入无意识，所以第一次团体沙盘游戏采取无主题的方式通常是安全的。

但之后的沙盘游戏，尤其是进入第二、三阶段的团体沙盘游戏，则需要根据团体的目标来选择每次沙盘游戏的主题。有与目标相应的主题，可以让团体沙盘游戏工作更容易获得成效。

设置团体沙盘游戏主题的目的是让每一次的团体沙盘游戏能更有针对性，围绕大家的目标进行。所以，主题的选择需要根据团体的目标而制定。例如：

（1）如果是企业EAP培训，为了增强针对合作的团体沙盘游戏的效果，可以参考以下类似主题：

①我们的梦想；

②全局与细节；

③群策群力；

④各显神通；

⑤打破壁垒。

（2）如果是学生面对新的人生阶段或者重要的转折点，可以参考：

①灿烂人生；

②新的生活；

③浮云游子意；

④我的同学。

（3）如果是家庭、婚姻与亲子关系的团体沙盘游戏，可以参考：

①家中一日；

②海边假日；

③昔日重现；

④互换角色。

（4）如果是涉及人际交往问题的团体沙盘游戏，可以参考：

①我的邻居；

②学习拒绝；

③背叛；

④表达异议。

（5）如果团体沙盘游戏的目标涉及情绪的管控，可以参考：

①我很生气；

②压力与挫折；

③明天就要考试了；

④哀悼亲人。

其实，团体沙盘游戏的主题是无限开放的，大家可以根据具体的需要具体创造，也可以与团体成员一起商讨并制定。

第四节　针对不同人群的团体沙盘游戏

总体而言，团体沙盘游戏的实践，就如前面所提及的，应用于关注无意识的探索以及强调意识层面的心理活动两个方面。我们接下来谈及的针对不同人群的团体沙盘游戏，主要是涉及第二个方面的应用，就是关注意识层面心理活动方面，这也是目前应用得比较普遍的团体沙盘游戏。

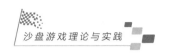

其实团体沙盘游戏的操作与实施，无论团体成员是什么人，在框架上是基本一致的。但对于不同人群的实际应用，基于不同人群本身的不同特点，在具体实践上也会有一些不同的侧重点。

一、普通的成年人

普通成年人参加团体沙盘游戏，要么是在生活中遇到了情绪困扰，自己难以平复，经别人推荐而参加；要么是意识到心灵有成长的需要，希望通过团体沙盘游戏帮助自己获得成长；要么就是本身在学习沙盘游戏，希望通过团体沙盘游戏来得到更进一步的亲身体验，同时也帮助自己获得成长；还有一些是在企业、社团里，由组织安排参与团体沙盘游戏。

对于个体遇到情绪困扰而参加团体沙盘游戏的情况，我们更要关注其所在团体成员的情绪反应，更多地共情、包容与接纳。有时在团体中，这些负面的情绪会互相传染，有些成员的表达也容易触动其他成员的某些心结。这时候，沙游师需要特别敏感地去发现团体中的积极因素，尤其是那些可能带出积极因素的成员，沙游师通过引导而让团体的氛围转移到积极的一面，在团体的互动中，那些适应性更好的成员可以把一些积极的思维模式与行为模式传递给其他成员。

对于个体期望通过团体沙盘游戏来帮助自己获得心灵成长的情况，可以更多地发挥空间的团体互动。对于这样的团体，所谓的心灵成长，常常意味着适应性的增加，也就是逐渐地让自己能面对原来面对不了的事物，理解原来理解不了的事情，克服原来克服不了的困难。这时候，我们要鼓励成员们多一些表达，尤其是对于他们讨厌的、不喜欢的事物的表达，分享与讨论他们的观点与态度，互相聆听，互相启迪，成员们就能在这样的团体场域中获得滋养，收获成长。

对于学习沙盘游戏的心理学爱好者希望通过团体沙盘游戏来获得亲身体验与成长的情况，跟前面的情况也会比较接近。对他们来说，也许触及一些无意识的内容，探讨成员们在沙盘中呈现的情结、阴影等，对他们来说是有益的。对于无意识探讨的深度，有赖于沙游师的拿捏与把握。

对于在企业、社团里，由组织安排参与的团体沙盘游戏，则要关注组织者的需求与目的，沙游师除了需要跟团体成员有事前的访谈沟通外，还要花更多的时间来与组织者沟通，了解组织者安排团体沙盘游戏的期望与目标，并制定针对这个特定团体的规则，考虑可能涉及的沙盘主题，尽量做到组织者与团体成员的共赢。

二、家庭、夫妻

对于家庭、夫妻以及亲子的团体沙盘游戏，参与的人数会相对少一些，尤其是夫妻关系的团体沙盘，其实就是两个人一起做的沙盘。而家庭、亲子的团体沙盘，就会涉及老人与孩子。

对于这种情况的团体，跟前面所提到的情况不一样的地方在于，常常不是所有家庭成员都愿意自己先做出改变。家庭与婚姻关系遇到困难，往往都存在一个共同的问题，就是难以理解对方。很多成员会认为，对方改变了，情况就会变好了。即使有的夫妻或家庭成员表面上会说"意识到自己是有问题的，希望改变"，但只要把问题呈现在面前，他们的第一反应常常是期望问题自己消失，或者指望对方采取"更好"的做法，而不是思考自己可以做出怎样的改变。

在这种情况下，宣教常常是不会起作用的，即使用各种方法证明如果某个成员知道他/她如何做，情况就会好转，但当事人通常都会感到委屈与不情愿，如果强制推动改变，可能引发"次生冲突"，导致新的问题出现。

家庭、夫妻乃至亲子的团体沙盘，需要让"无解"的问题呈现出来，让成员去面对、去感受、去体会，有时候甚至需要让家庭成员面对这些"无解"的困境陷入沉思，这样才能慢慢让他们明白：解决这些问题不能靠沙游师，而是需要他们自己做出改变。

如果能有一位成员愿意开始松动自己的"原则"去改变，家庭沙盘游戏就有机会得到进展。我们千万不要期望所有家庭成员都同时发生改变，让家庭关系或婚姻关系变得更和谐。家庭与夫妻关系的冲突背后常常是个人心灵深处的某些困难，往往涉及无意识的问题，如果要深入处理，是需要个人进行专业的心理咨询或治疗的。

三、学生群体

学生群体是沙盘游戏参加者的重要团体，国内很多关于沙盘游戏的理论与实践研究都是以学生为对象的。不同年龄的学生因为处于不同的生理与心理发展阶段，沙盘游戏的主要呈现会不一样。同样，团体沙盘游戏在学生群体的实践应用中，也会因为年龄的差异而有所不同。

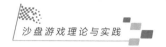
（一）幼儿园的小朋友

幼儿园小朋友的心理发展还在很初期的阶段，他们与父母的连接还比较紧密，自我意识的发展还在很初步的状态。所以，在沙盘游戏中，他们的特点是缺乏整合的，常常是杂乱而没有条理的。

此外，幼儿园的孩子还处在建立他们的自主性与主动性的过程中，这个过程需要他们不断地去探索，所以他们往往很难稳定下来，在沙盘中则是不断地变动。人会绕着沙盘不断走动，沙具也会不断地在沙盘中移动、掩埋、挖掘，甚至一批沙具在沙盘里玩一会之后，就会被全部或大部分地移走，换来另一批沙具继续玩另外一个主题的游戏。

于是，我们看到，对幼儿园的小朋友而言，他们更容易沉浸在自己的世界里，对于旁人，他们常常是忽略的。因此，他们通常更适合进行个体沙盘游戏，而团体沙盘游戏可能局限了他们发自内心的探索。如果按照成人的模式来进行幼儿园小朋友的团体沙盘游戏，他们可能无所适从或者互相侵犯，导致团体沙盘难以进行下去。所以，对于心灵还没有稳定的幼儿园小朋友来说，如果要进行沙盘游戏，需要经过沙游师充分的事前评估与准备。

有一些幼儿团体沙盘的尝试，会采用平衡沙盘的方式。所谓平衡沙盘，指的是几个孩子同时在一间沙盘室里，而沙盘室里也同样有几个沙盘，每个孩子单独使用一个沙盘。这样的幼儿团体沙盘，几个孩子可以同时在一个沙游师的引导下进行沙盘游戏，避免了孩子之间的互相干扰。

对于一些合作性比较好的幼儿，也有沙游师尝试让他们进行两人一组的团体沙盘游戏，这些都是很有意义的尝试。

对一个关注幼儿心灵成长的沙游师而言，既要考虑如何通过团体互动帮助孩子心灵成长，也要关注幼儿因为自我意识弱、社会交往能力欠缺而在同伴交往中可能发生的攻击或退缩。如何在这二者之间取得平衡，是幼儿沙游师需要权衡与拿捏的问题。

基于一些实践的经验，以下建议是值得幼儿沙游师参考的：

• 幼儿园小班的孩子可能还没从家庭关系模式转移到幼儿园同伴关系模式，所以他们容易把家庭中的某些互动模式放到同伴身上，从而引起冲突，所以这个阶段如果想进行团体沙盘游戏，沙游师需要慎重考虑。

• 对于以下情况的孩子，要慎重考虑是否让他们参加团体沙盘游戏：

严重内倾；

缄默；

自闭；

过度依赖照料者；

较严重的情绪行为问题；

ADHD（多动障碍）。

· 对于问题突出的孩子，如果暂时不适合参加团体沙盘游戏，可以先进行一段时间的个体沙盘游戏，等到孩子的一些问题已经得到呈现与处理，孩子也逐渐增强了与同伴互动的能力，再让其参加团体沙盘游戏。

· 注意尽量避免在同一个沙盘团体里存在两个非常强势的孩子或者两个非常弱势的孩子，也要避免控制型的孩子在团体中结成小团体。这样会让整个团体的能量发生倾斜，从而影响整个团体的平衡。

· 对于在团体沙盘游戏过程中捣乱的孩子，可以尝试暂停一次沙盘游戏的方式进行惩戒，而在让孩子恢复参加团体沙盘游戏之前，需要予以教导与安抚。

（二）小学生

低年级的小学生跟大班的幼儿园小朋友，在心灵发展的水平上是接近的，在进行团体沙盘游戏方面的考量也是接近的，可以参考幼儿团体沙盘的注意事项。

对于高年级的小学生而言，他们的自我已经得到一定程度的成长，处在发展学习能力以获取较好学业成就的阶段。孩子的成就动机已经得到发展，但他们依然非常需要得到别人的认可与帮助。

小学生在沙盘游戏里，会开始关注别人对他/她的评价，期望得到别人的认可。在这个阶段，团体沙盘游戏有助于孩子通过团体互动而得到寻求帮助或寻求认可的体验。同时，小学生的团体沙盘游戏也有助于他们增强人与人之间的边界感，增强自我控制的能力。

（三）中学生

从小学进入初中，孩子们开始进入一个"暴风骤雨"式的青春期。

青春期是孩子生理与心理都面临巨大变化的时期，这是一个人从儿童向成熟迈进的重要转折点，从心理发展的角度看，获得自我同一性的认同，是他们最重要的任务。也就是说，在这个阶段，他们需要在复杂的现实社会中找到自

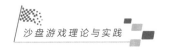

己的定位，从自己的内心深处确认自己是一个怎样的人。

在这个过程中，因为身心发展的不平衡，孩子们会变得敏感、多变、叛逆，也会与家庭、长辈甚至同辈发生很多的冲突，有些孩子则会因为对外的冲突不断失败，进而把冲突指向自己内在，产生抑郁、缄默、自闭甚至自杀的倾向。

所以，对于这个阶段的孩子，在进行团体沙盘游戏之前，我们要非常小心地评估他们的心理状态，对于那些情绪不稳定的孩子，建议他们去接受个体性的帮助，而不是直接参与到团体游戏中。

而对于状态稳定的初中生，他们在团体沙盘游戏中，则会呈现出朝气蓬勃、积极上进的人生态度，沙盘中自我的意象会比较明显，沙盘的图像也会比小学生更有秩序感与条理性。

对于高中生而言，如果青春期的任务仍未完成，他们会在团体沙盘中继续表达着与初中生类似的特点。而对于那些继续往成熟方向发展的高中生，他们则是更加接近社会，更加接近成年人。这时候，他们在团体沙盘中，则会更加关注情感或性的意象的表达，也会表达一些跟宗教、哲学等有关的更深层次的内容。

所以，对于沙游师而言，如果面对中学生，需要更加细心地了解团体成员的特点，选择好团体成员的构成，让一群拥有驿动的心的青春期孩子能在一个团体里一起成长。以他们所面临的青春期问题选择团体沙盘游戏的主题，帮助他们更好地融入团体沙盘游戏中。

（四）大学生

大学生已经非常接近于成年人了，有些心理发展得比较成熟的大学生，可能心理成熟度比某些成年人还高。

所以，对于大学生而言，他们的团体沙盘游戏与前面所提及的普通成年人大同小异了。有时候，在一个成年人的团体沙盘游戏中，往往也会有一两个在读的大学生，他们之间并没有太大的本质区别。

当然，对大学生而言，择业、进入社会是他们最重要的任务，所以，在团体沙盘游戏的主题选择上，我们可以更加有针对性地选择这类他们所关心的主题。

四、老年人

老年人是一个容易被忽视的团体，他们常常远离社会，除了与一些同龄人保持聚会外，通常都会处在一个相对孤独的状态中。

老年人随着退休而渐渐地淡出社会，他们的自我价值感会逐渐降低，而因为缺少互相之间的联系，他们所能得到的社会支持力量也会逐渐变小。

当一个人面对困难或挑战时，自我价值感与社会支持的力量，是帮助我们应对困难的内在与外在力量。组织老年人进行团体沙盘游戏，既可以帮助他们通过沙盘中象征性的故事重拾自我价值感与自信，也可以帮助他们通过与同龄人的互动感受到来自外界的支持。这些都是帮助老年人获得更强大的心理力量去面对未来生活的方法。

另外，老年人大部分都在面对着死亡的焦虑，但他们又没有可以去倾诉的渠道。一是他们的观念可能还不能直接地谈论死亡；二是周围也没有人可以坦然地跟他们讨论死亡的话题。这既是老人无法回避的话题，又是老人们必须回避的话题。而沙盘游戏则提供了一个很好的渠道，可以让老人们用象征性的语言来触碰死亡的话题。团体沙盘游戏通过同龄人们的互动，用象征性的语言来讨论死亡的话题。这样一来，虽然不能直接谈论死亡，也没有办法现实地回避死亡，但老人们仍可以通过团体互动，来内在地处理对死亡的焦虑与恐惧，沙游师便能安其不安，帮助老人们更加坦然地面对人生最后的归宿。

无论如何，仅仅是为老人们组建一个他们同龄人的团体，并使其规律地相处与互动一段岁月，这对老人们来说就已经是一件非常有意义的事情。如果能在团体沙盘游戏的过程中再设计一些符合这些老人们的实际情况的主题，则更能帮助他们在生命的后期获得新生的力量。

总而言之，团体沙盘游戏只是一个工具，或者说，只是一个方法。面对不同的人群，找出他们的特点，并更加用心地关注他们的特点，把这些融汇在工作中，就能让团体沙盘游戏为这些不同的人群带来更有意义的帮助。

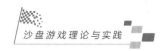
第五节　团体沙盘游戏案例

　　这是一个五人团体沙盘游戏案例，在此处分享他们的团体沙盘游戏过程，已经获得了五位当事人的同意，并隐去了与他们隐私相关的信息，也隐去了某些他们提出的不要提及的内容。

　　引用这个案例，只是为了让大家可以更直观地感受团体沙盘游戏的过程。这种感受只能是大体的，至于其中的某些细节，也因为某些伦理原因而被隐去了。

　　五位成员名单：

　　陈一，女，42岁；

　　黄二，女，35岁；

　　张三，女，25岁；

　　李四，男，39岁；

　　何五，女，26岁。

　　五人均经过评估而入组，互相之间并不认识，参加团体沙盘游戏的目的基本上围绕"了解自己，自我成长"这个话题。

　　这个团体沙盘游戏一共进行了10次，每周一次，每次进行5轮团体沙盘游戏，历时三个月。在接下来的介绍中，第一次全体成员会分享五轮沙盘操作中每一轮的沙盘图，第二到第十次则只分享5轮中最后1轮的沙游图。

第一次

　　团体小组没有经过试团体，第一次工作是五人互相之间的第一次见面，在此之前沙游师分别与五人有过评估以及进行团体沙盘游戏基本资讯的介绍，并发放过书面注意事项与团体沙盘游戏简介。

　　见面后经过简单的自我介绍以及对团体沙盘游戏注意事项的再次讲解后，开始第一次共五轮的团体沙盘游戏。这一次采取"无主题、有规则"的方式进行。每一轮摆放完后，任何人都可以提出调整的方案，如果得到共识就调整，如果意见不统一就五人投票表决。

第一轮

第一轮团体沙游图及记录表分别如图6-2、表6-2所示。

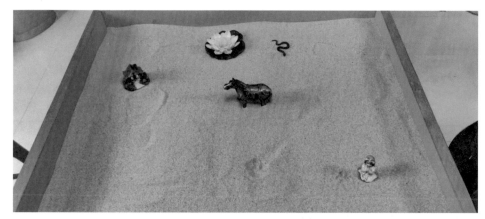

图6-2　第一轮团体沙游图

表6-2　第一轮团体沙游记录表

	陈一	黄二	张三	李四	何五	调整
顺序	5	1	3	4	2	
内容	荷花	铜马	小天使	小别墅	小青蛇	不调整

第一轮摆放完后，大家都提出要调整的要求。

大家比较安静，没有特别想谈的。

第二轮

第二轮团体沙游图及记录表分别如图6-3、表6-3所示。

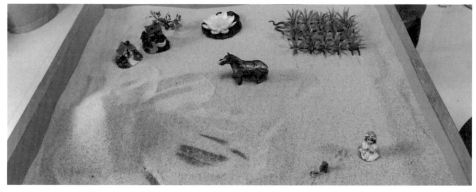

图6-3　第二轮团体沙游图

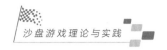

表6-3　第二轮团体沙游记录表

	陈一	黄二	张三	李四	何五	调　整
顺序	1	2	4	5	3	
内容	果树	小山	小猫、小狗	小别墅	草丛	李四提出想把张三摆放在天使旁的小猫、小狗移到别墅前，她觉得那样看起来更和谐喜乐。五人意见不一，最后进行投票，以3∶2的票数同意了移动

　　大家都觉得小猫、小狗放在别墅前会更合适，张三也同意，但她投了反对票。调整后的沙盘图如图6-4所示。

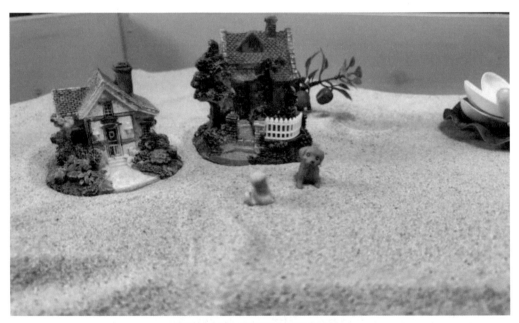

图6-4　第二轮团体沙游调整图

第三轮

第三轮团体沙游图及记录表分别如图6-5、表6-4所示。

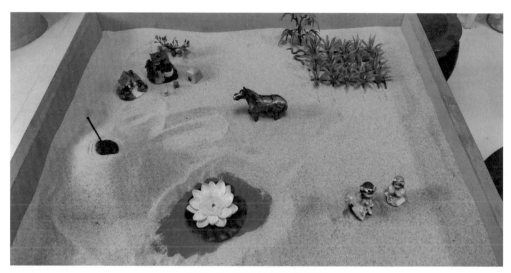

图6-5　第三轮团体沙游图

表6-4　第三轮团体沙游记录表

	陈一	黄二	张三	李四	何五	调　整
顺序	2	3	5	1	4	
内容	绿色的小帐篷	山顶上的旗帜	另一个小天使	造出一个湖	小树	李四提出想把陈一摆放的荷花移到湖里，大家一致同意了

第四轮

第四轮团体沙游图及记录表分别如图6-6、表6-5所示。

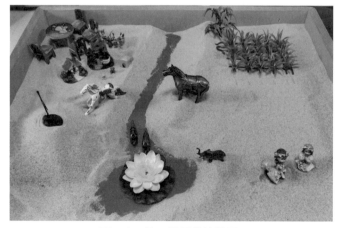

图6-6　第四轮团体沙游图

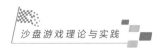
表6-5　第四轮团体沙游记录表

	陈一	黄二	张三	李四	何五	调　整
顺序	3	4	1	2	5	
内容	桌椅	白马	大象在湖边喝水	一对鸳鸯	造河并与湖连通	不调整

第五轮

第五轮团体沙游图和记录表分别如图6-7、表6-6所示。

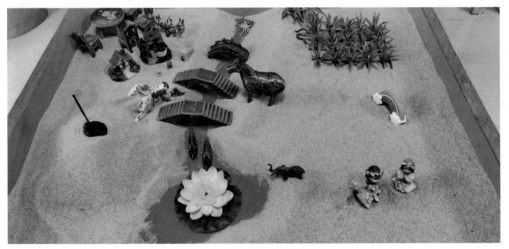

图6-7　第五轮团体沙游图

表6-6　第五轮团体沙游记录表

	陈一	黄二	张三	李四	何五	调　整
顺序	4	5	2	3	1	
内容	桥	桥	彩虹	桥	河里的八爪鱼	不调整

　　陈一、黄二、李四都不约而同地挑选了桥，讨论的时候大家都觉得心有灵犀，让被分隔的道路得以复通。

　　在五轮游戏结束后的讨论里，大家对湖与河感到舒服，觉得画面更有生气了。当沙游师问大家有没有什么感到不舒服的地方时，没有人谈到特别的不舒服。

点评　第一次团体沙盘游戏，大家都处在互相熟悉的阶段，显得比较谨慎。过程中，张三对移动小猫、小狗是面露不悦的，对青蛇也感到不舒服，但都没有表达出来。黄二对于河分隔了她的马与山头，也是不喜欢的，所以最后一轮她选了桥来连接。而陈一与李四感受到了黄二的不悦，也同时选择了桥来进行连接。这是一个互相摸索与试探的过程。

第二次

第二次依然采取"无主题、有规则"的方式进行，每一轮的调整也以团体成员讨论的方式来决定。沙游图及记录表分别如图6-8、表6-7所示。

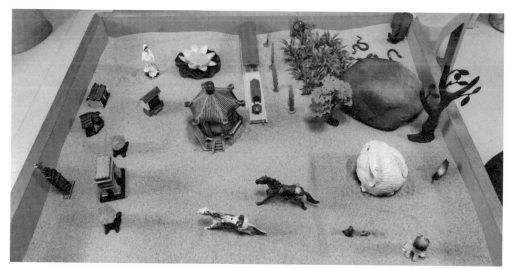

图6-8　第二次团体沙游图

表6-7　第二次团体沙游记录表

	陈一	黄二	张三	李四	何五	调　整
1	荷花	凯旋门	小猫、小狗	亭子	青蛇	第二轮，张三提出要把陈一放在亭子旁的高树移到大石旁，大家同意了
2	高树	白马	大石头	中式小屋	小丑	
3	一排小松树	棕马	大白兔	绿树	草地	
4	廊亭	尖顶高楼	小天使	中式门开	灰蛇	
5	观音	篝火	小狗	中式门关	紫色面具	

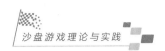
在第五轮结束后，张三谈到了对何五的蛇以及小丑的不喜欢，大家都谈了自己的感受。何五表示自己觉得小蛇很有灵性，小丑是增添欢乐的。其他成员对蛇的感觉则是不悦，甚至害怕。陈一表示自己对蛇感到不舒服，所以用廊桥与一排小松树来做分隔，最后放的观音也是希望消除恐惧。李四表示也有类似的感觉，他第三次放的绿树也是希望进行分隔。

点评　第二次团体沙盘游戏已经开始呈现出团体内的冲突与张力。

何五自己不觉得小蛇、小丑是可怕的，她自己还很喜欢，而其他人则不同程度地感受到了不舒服。张三终于表达出其实第一轮沙盘时她已经不喜欢何五的小蛇，这次再出现，她用大石头的分隔来表达她的不满情绪。陈一与李四则不同程度地表达出希望冲突有所缓解。

第三次

这一次采取了"有主题、有规则"的方式进行。每一轮调整改为抽签决定谁可以调整，不需要与其他团体成员讨论。

开始之前，团体简单回顾了上一周的团体沙盘，然后以"面对冲突"为主题，开始了第三次团体沙盘游戏。沙游图及记录表分别如图6-9、表6-8所示。

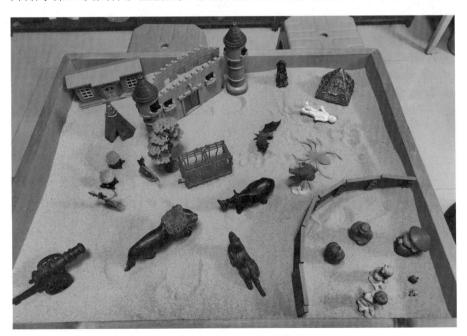

图6-9　第三次团体沙游图

表6-8　第3次团体沙游记录表

	陈一	黄二	张三	李四	何五	调　整
1	塔楼	犀牛	小猫与小狗	印第安人	白蜘蛛	第一轮陈一放弃调整；
2	帐篷	狮子	熊大与熊二	大树	蝙蝠	第二轮李四抽到调整的权力，把陈一原来放在中间的帐篷移到塔楼后，他认为这样更安全；
3	城门城墙	孙悟空	围栏	印第安人	木乃伊	第三轮李四放弃调整；
4	另一个塔楼	笼子	两个天使	两堆篝火	金字塔	第四轮张三把黄二放在狮子下面的笼子放到靠近蝙蝠的位置；
5	收容所	虎符	小和尚	大炮	阎罗王	第五轮陈一放弃调整

以冲突为主题的沙盘游戏里充满了张力，但成员表达冲突还是谨慎的，例如黄二自己摆放的犀牛与狮子之间的冲突、张三摆放的熊大与熊二的冲突、何五的白蜘蛛与蝙蝠之间的冲突。但随着气氛的浓重，张三用围墙来抵御外界强大的冲击，黄二的孙悟空以及李四的印第安人、大炮，都是用来抵御外界的侵扰的。陈一则更关注冲突中受伤的人们，设置了帐篷与收容所来安置那些不幸的人。

沙盘结束后，大家的分享与讨论不是很多，只是讨论了一些跟规则有关的话题，便各自带着思索离开了沙盘室。

点评　沙游师在第三次团体沙盘游戏中以"面对冲突"的主题引出团体内的冲突与张力。团体开始进入冲突阶段，这种张力有助于团队成员的自我反思与观察学习，以此得到自我的成长。

何五对阴影、怪异东西的喜好让张三非常不舒服，陈一悲天悯人的个性展示出她的外倾情感特点，黄四在冲突中则表现出她的控制欲。

第四次

这一次继续采取"有主题、有规则"的方式进行，主题是"我们的力量"。每一轮的调整由抽签决定谁可以调整，不需要与其他团体成员讨论。

第四次团体沙游图和记录表分别如图6-10、表6-9所示。

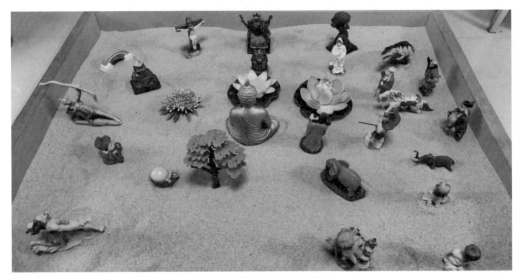

图6-10　第四次团体沙游图

表6-9　第四次团体沙游记录表

	陈一	黄二	张三	李四	何五	调　整
1	观音	佛	小天使-1	后羿	宙斯	第一轮何五把陈一放在后羿附近的观音移到了佛的斜对面，以增加宙斯的力量；
2	黄莲花	唐僧师徒	大象	夸父	西齐弗	
3	喇嘛	站立财神	小天使-2	小笑佛	耶稣	第二轮陈一放弃调整；
						第三轮陈一放弃调整；
4	红莲花	放弃	小天使-3	小财神	恐龙	第四轮李四把何五放在后羿前方的恐龙移到了何五所在的一角；
5	彩虹	大树	小象	粉红花丛	法老王	第五轮黄二放弃调整

　　陈一对何五把观音移走感到不解，何五向她解释了原因，因为何五觉得中间的佛太强势了，她希望观音能在宙斯与佛之间扮演和平使者的角色。陈一对此便释怀了。

　　谈到李四把何五的恐龙移开时，大家都更为放开地表达了对何五所选沙具的不舒服，何五虽然不认为自己是黑暗势力，她觉得耶稣、西齐弗这些都是很正面的形象，但她也表示听到了大家的反馈。

　　张三依然把自己封闭在角落里，对于冲突，她依然感到难以面对。

　　陈一依然希望尽自己的力量让大家都开心和谐些。

在呈现力量的主题下，仍看到冲突的张力。东西方力量的对峙，原始力量与文明力量的对峙，神话力量与自然力量的并存，让这个以力量为主题的沙盘充满张力。在这样的张力下，团体成员们开始对自我有更多的反思，也开始逐渐放开地与其他成员展开交流，团体沙盘游戏的进程开始从冲突阶段向成长阶段迈进。

第五次

团体沙盘游戏进入到第五次了，这一次继续采取"有主题、有规则"的方式进行，主题是"光明与黑暗"。每一轮的调整继续由抽签决定谁可以调整，不需要与其他团体成员讨论。第五次团体沙游图和记录表分别如图6-11、表6-10所示。

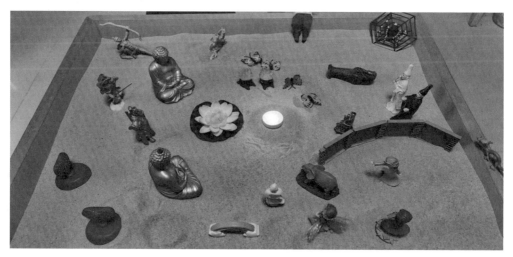

图6-11　第五次团体沙游图

表6-10　第五次团体沙游记录表

	陈一	黄二	张三	李四	何五	调整
1	佛	佛	安娜	后羿	黑蜘蛛	第一轮何五放弃调整；
2	彩虹	篝火	爱莎	关公	木乃伊棺材	第二轮李四放弃调整；第三轮何五放弃调整；
3	莲花	珊瑚	围墙	孙悟空	黑白无常	第四轮李四把黄二放在彩虹旁边的爱心移到了现在的位置；
4	点燃的蜡烛	爱心	大象	爱心	阎罗王	第五轮张三把李四放在关公旁的中国龙调整到了自己前方的沙盘边框上
5	蝴蝶	观音	天使	中国龙	小丑	

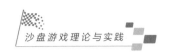
何五表示，既然大家觉得自己是黑暗势力，自己就扮演一次黑暗的力量。

李四分享道，中国的文化里有足够光明的力量来抗衡黑暗，移动爱心一是因为与黄二不约而同挑了爱心，感到有共鸣共振，二是觉得黄二放的爱心与彩虹太靠近，比例不协调，所以希望放得更和谐些。对于张三把自己的中国龙移到她面前的沙盘边上，李四觉得那一定能增加张三面对阴影的勇气，他觉得这个调整很有意义。

黄二认为佛、观音、火、爱心、红珊瑚都体现出压制黑暗的光明力量，她对李四移动她放的爱心没有异议。

陈一则看到何五扮演黑暗力量，她觉得何五是故意牺牲自己，所以她希望尽量去化解冲突，用爱与光和热来化解黑暗。

张三感觉黑蜘蛛、黑白无常、阎罗王都是恐怖的，但好像光明的力量更强大。当她在第五次结束后，发现自己并没有把自己的世界完全围起来，她开始觉得，也许外界并没有那么可怕。对于李四认可与支持自己移走中国龙，张三心怀感激。

 沙游师从上一次讨论时谈到的"黑暗势力"而想到了"光明与黑暗"这个主题，希望藉此激发团体里积极的力量。

这一次的团体互动显得更加开放与自如，大家都能更加坦诚地交流自己的感受与想法。用张三的话说，虽然之前一直对何五放的沙具心怀忐忑，但经过讨论，自己仿佛觉得更能接近那些事物了。

第六次

团体沙盘游戏进程已经过半，这一次继续采取"有主题、有规则"的方式进行，不同的是，这一次的主题由团体成员自己来商量确定。经过短暂的讨论，基于之前所经历的冲突与张力，大家觉得可以继续去探讨与感受，于是把题目确定为"战争与和平"。

每一轮的调整方式改为最开始时的方式，即任何人都可以提出调整的想法，由团体成员讨论的方式来决定。

第六次的团体沙游图和记录表分别如图6-12、表6-11所示。

战争与和平这个主题是团体成员们一起拟定的，而完成五轮沙盘后，大家

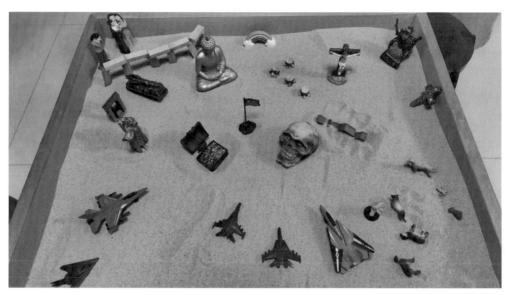

图6-12　第六次团体沙游图

又显得尤为沉默。

随后黄二分享了感受，她开始时觉得战争就要全力争胜，才能得到最后的和平，但看到生灵涂炭、家园被摧毁、人们流离失所，她开始觉得"一将功成万骨枯"，随后她把骷髅放到沙盘里，她觉得自己犹豫了，需要多一些时间反思。

表6-11　第六次团体沙游记录表

	陈一	黄二	张三	李四	何五	调　整
1	佛	旗帜	受伤的小猫、小狗	关公	耶稣	前三轮无调整建议；第四轮李四建议把何五放的毁坏的房屋半掩埋在沙里，大家没意见，按建议调整；第五轮张三提出想把骷髅移到远离自己的角落，但投票没有通过，不作调整；张三也曾想让受伤的小猫、小狗与羔羊站起来，后来自己又否决了
2	哭泣少女	宝盒	受伤的羔羊	中式门开	宙斯	
3	和平村	蓝色战机	大狗在看护大家	导弹车	树墩	
4	一家人	绿色战机	大猫在安抚伤员	红色战机	毁坏的房屋	
5	彩虹	骷髅	雷伊在保护大家	绿色战机	十字架	

陈一依然希望有佛与彩虹来护佑世人，希望有和平的一角来容纳战争中无

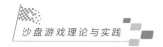

助的人。

李四则表示必须增强战力，才能避免战争，保住和平。

何五表示她不想充当暗黑势力，耶稣来到人间是要为人类受难的，她认为有冲突不意味着就必须把对方击败打倒，不意味着就要发动战争。战争的代价太大了，人类应找到和平的方法。

张三对战争的伤害感到无助，但也意识到必须起来保护自己。她依然期望不要有战争。她非常认可何五所说的，即使有冲突，也完全应该找到和平的方法来处理分歧，而不是发生战争。

点评 这一组的团体沙盘游戏已经进入了成长阶段，大家拟定的题目既有张力，又显得有些沉重。最后的讨论环节虽然用时不多，也经历了一段沉默的时间，但大家都非常坦诚，也都感受到了心灵内在的领悟。张三的小猫、小狗虽然最后仍未能站起来，但我们都能感受到，保护的力量已经形成，受伤的生灵终将痊愈。

第七次

这一次游戏继续采取"有主题、有规则"的方式进行，主题依然由团体成员自己来商量确定。经过短暂的讨论，大家决定把题目确定为"理想与现实"。

调整方式与上一次相同，即任何人都可以提出调整的想法，由团体成员以讨论的方式来决定。

第七次团体沙游图和记录表分别如图6-13、表6-12所示。

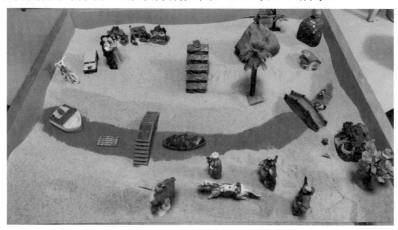

图6-13 第七次团体沙游图

表6-12　第七轮团体沙游记录表

	陈一	黄二	张三	李四	何五	调　整
1	小别墅	台阶	小别墅	汽车	花石	
2	一家三口	宝石	小猫小狗	自行车	小鸟	
3	两个小别墅	唐僧师徒四人	果树	开河	岩石	全程没有人提出要调整
4	小桥	渡船	栏杆桥	轮船	飞鸟	
5	一对小鸭子	椰树	花店	竹筏	大树	

李四表示理想与现实总是相差很远。

何五表示现实的小鸟已经站在大石头上面，腾空展翅，就可以向理想飞去。

黄二依然目标明确，向着理想勇敢前进，不管路在何方，路就在脚下。

张三这一次把花店开到了何五的沙具面前，她表示忽然感到轻松了，明白何五其实并不可怕。

陈一分享了她的感悟：自己总希望帮助别人，希望营造一个和谐的世界，但当进入这个"理想与现实"的主题后，才忽然发现没有足够关注自己的理想与现实。其实自己也很希望一家人生活得无忧无虑，就像在海边别墅度假一样，其乐融融。

点评　　个人的成长是没有固定模式的，进程与幅度也是因人而异的。

"理想与现实"的主题触发了陈一的感悟，太过偏重与外倾情感的她终于藉此机会意识到自己对自身的忽视。一直对何五有着忌惮之心的张三，在上一次的讨论中拉近了与何五的距离，在这一次更是把自己喜欢的花店开到了对方面前，这也算是一种自我超越了。

第八次

这一次改为"无主题、有规则"的方式进行，主题依然由团体成员自己来商量确定。经过短暂的讨论，大家决定把题目确定为"理想与现实"。

调整方式与上一次相同，即任何人都可以提出调整的想法，由团体成员以

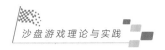
讨论的方式来决定。

第八次团体沙游图和记录表分别如图6-14、表6-13所示。

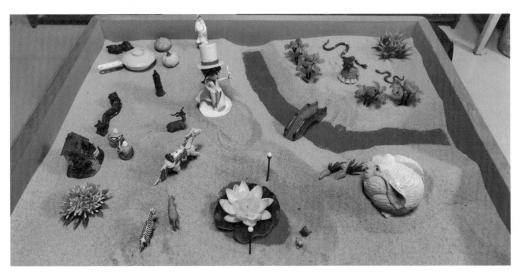

图6-14　第八次团体沙游图

表6-13　第八次团体沙游记录表

	陈一	黄二	张三	李四	何五	调　整
1	平底锅	柯南	大白兔	别墅	青蛇与灰蛇	第三轮，张三期望把自己原来放在角落的小猫、小狗移到湖边，因为它们想到那里玩耍，大家一致同意调整。
2	烤鸡、面包与南瓜	白马	小猫与小狗	宝塔	公主	
3	胡萝卜	鹿	造湖	中式长廊	造河	
4	冰淇淋	斑马	路灯	荷花	河边椰树	第五轮，李四提出把柯南往后挪一下，因为有点挡住桥了，大家同意调整
5	观音	小棕马	桥	粉色花丛	草丛	

陈一经过一周的反省，表示帮助别人是没有问题的，也是很应该的，但应该先照顾好自己。

何五表示自己还是喜欢小蛇，但她也意识到别人可能会害怕，所以她让蛇的主人"耍蛇公主"来管好两条小蛇。同时画出小河，让小蛇生活在蛇岛，不去干扰别人。

李四表示自己还是比较喜欢中国文化，很喜欢中国的建筑，但西式的别墅也很吸引他。花则不分国界，能带来勃勃生机。

黄二想起女儿喜欢柯南，柯南总是很有智慧并总有办法达成目标，她觉得柯南可以带着各种动物走向未来。

张三分享心情：大兔子不怕蛇，小猫、小狗在湖边玩得很开心，湖边有明亮的路灯，照亮周围，不用怕黑。

点评　　随着团体互动的深入，这一次游戏改为"无主题、有规则"的方式，是为了让团体成员更加不受限制地进行表达与探索。

陈一先管好自己的饭菜，再去送食物给别人，这是一种整合。张三在安顿好自己的小猫、小狗后，主动架设桥梁与蛇岛连接，这是一种成长。何五也开始去平衡自己的喜好与别人的感受，既满足自己，也与别人和谐相处。

第九次

这一次回到"有主题、有规则"的方式进行，主题是"收获"。这个团体小组的沙盘游戏已经接近尾声，沙游师希望大家能回顾这两个月来的领悟与感想，为结束团体沙盘游戏之后的生活做一些心理准备。

每一轮沙盘的调整方式与上一轮相同，即任何人都可以提出调整的想法，由团体成员讨论的方式来决定。

第九次团体沙游图和记录表分别如图6-15、表6-14所示。

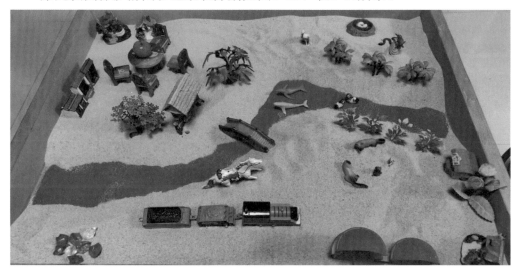

图6-15　第九次团体沙游图

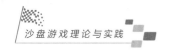

表6-14　第九次团体沙游记录表

	陈一	黄二	张三	李四	何五	调　整
1	别墅群	宝石	小猫、小狗	中式寨门	青蛇	第三轮黄二希望把原来靠近沙盘下边的白马移到河边，大家同意调整；
2	桌椅	白马	鲜花	开河	耍蛇公主	
3	苹果	运货火车	花店	中式房子群	河边椰子树	第五轮张三提出想把陈一原来放在左侧的一对小鸭子移到右侧，希望小猫、小狗可以看到河面上玩耍的小鸭，大家同意调整
4	两条鱼	仓库	大猫、大狗	桥	一窝蛇蛋	
5	两只小鸭	别墅	河边红色植物	门旁两棵大树	白鸟	

黄二表示收获是满满的，要用火车运回仓库，然后回家。

李四依然喜欢河边的中式村落，虽然有点内敛，但有了河，就能与外界联系，与大家保持来往。

何五表示小蛇真的太可爱了，而且小蛇也有了自己的传承，一窝蛇蛋是它这段时间以来最大的收获。欲展翅高飞的白鸟站在一旁，它有点怀疑那一窝蛋是不是自己下的，但无论如何，自己还是要飞走的。

陈一表示那里有了自己的家，可以舒适地用餐，也可以与朋友开心聚会。河里的小鱼、河面上游泳的小鸭可以为大家带来更多的幸福感。

张三觉得花是漂亮的，花店可以收集更多的花卖给人们。小猫、小狗与大猫、大狗一起玩耍的场景也是和谐的。

点评　　这个小组的团体沙盘游戏已经接近尾声。陈一在照顾自己、关爱别人的状态中获得提升。黄二用火车把她的收获运回家。张三在美好的事物当中收获了欢乐。李四则寻获了自己所喜爱的中国文化里的乡村生活。何五让自己喜欢的小蛇有了新生命的喜悦。

第十次

这是这个团体最后一次的沙盘游戏了。

这一次，依然是"有主题、有规则"的方式，主题则交由团体成员自己来商定。经过短暂的讨论，五位团体成员共同拟定最后一次团体沙盘游戏的主题为"美好前程"。

这一次沙盘的调整方式也与上一次相同，即任何人都可以提出调整的想法，由团体成员讨论的方式来决定。

第十次团体沙游图和记录表分别如图6-16、表6-15所示。

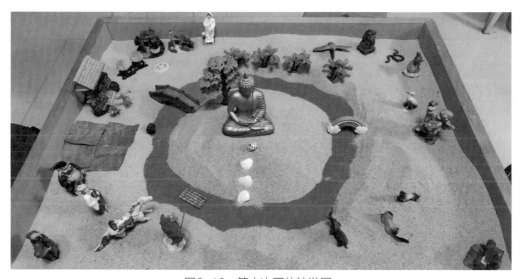

图6-16　第十次团体沙游图

表6-15　第十次团体沙游记录表

	陈一	黄二	张三	李四	何五	调　整
1	别墅群	佛	小别墅	寨门	小青蛇	第二轮黄二堆小山后，小山周边刮掉沙子的地方，沙盘蓝色的底若隐若现。何五提出不如把那一圈若隐若现的地方变成一条环绕小山的河，大家都同意，于是一起把那一圈沙子少的地方变成了环形河
2	面条	小山	大猫、大狗	农田	耍蛇公主	
3	篝火	唐僧师徒	大象	两位农人	法老王	
4	大树	竹筏	天使	水车	河边椰子树	
5	观音	贝壳路	彩虹	桥	白鸟与飞鸟	

何五表示，她要安顿与照料好她的小蛇，"耍蛇公主"是照料它的，法老王是约束它的，而自己则要从白鸟变成飞鸟，展翅高飞，飞往自己的美好前程。

黄二分享她的感受，就好像要求取真经，那是她的使命，跋山涉水，都一定要到达佛的面前，修成正果。

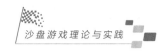

李四则表示，若能归隐田园，日出而作、日落而息，那将是最美好的未来。

陈一谈到，照顾别人，也不能忽略自己，内外兼顾，不失和谐，这就是美好的未来。

张三表示，看到自己的小猫、小狗长成大猫、大狗了，大象有力而温顺，天使在护佑着人间，一切都将越来越美好。

五人团体小组经历了两个多月的团体沙盘游戏，期间经历了初始阶段的小心谨慎，冲突阶段的不舒服与张力，成长阶段的反思、感悟与转变，最后在分离阶段清点收获、依依惜别。这是一个比较顺利的团体沙盘游戏的过程，成员们一直都相对地稍为拘谨，各自的表达也显得相对表浅，这可能与此次沙盘游戏进程将被写进书本有关。但是，对于团体沙盘游戏而言，管控进程中无意识的表达与搅动，也是一个非常重要的环节，从这个角度看，也算是歪打正着了。

点评　最后一次团体沙盘游戏，五人互相之间都有一种依依惜别的感觉。虽然现在的社交媒体很方便，但五人能一起经历这两个多月的心路历程则难能可贵。

大家既互相分享了沙盘中的呈现与感受，也谈到了未来在现实生活中自己将要发生的改变。最后互相祝福、挥手惜别、各奔前程。

本章小结

本章介绍了团体沙盘游戏的一些背景与相关理论，也介绍了团体沙盘游戏的应用范围与相关的设置，并具体分享了团体沙盘游戏的阶段与实施规则，还谈到了面对不同人群各自不同的特点时需要关注的侧重面。最后用一个5人进行10次的团体沙盘游戏案例来更具象化地重温了团体沙盘游戏的过程。

本章关键术语

团体沙盘游戏

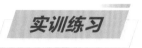

团体沙盘游戏的操作

实训任务：

1. 掌握团体沙盘游戏的操作方法和操作规则；
2. 学会引导团体沙盘游戏；
3. 能对团体沙盘游戏进行初步分析。

实训目的：

学会团体沙盘游戏的操作流程，可以独立带领团体沙盘游戏，为团体沙盘游戏引导师和团体沙游师的培训奠定基础。

实训导入：

我们学习了团体沙盘游戏的操作方法，现在进行分组独立操作练习。

实训准备：

沙盘游戏室一间，沙架、沙具、沙盘若干，钟表、沙漏。

实训规则：

分组练习时，以小组为单位，在开始部分讨论确定团体沙盘游戏的规则。

实训内容：

1. 分组练习：以小组为单位，每人进行一次完整的团体沙盘游戏引导过程；
2. 小组讨论：各组成员在分别完成团体沙盘游戏咨询后进行点评；
3. 小组展示：各组选出代表在班级进行一次操作并分享心得。

实训步骤：

1. 教师布置实训任务和讲解实训规则；
2. 分组练习：小组每个同学进行一次团体沙盘游戏的引导练习；
3. 各组进行组内讨论后挑选一个同学在全班操作并分享；

4．各小组互评、教师点评总结；

5．收放桌椅、沙具等实训器材。

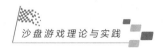

多一些思考

1．在团体沙盘游戏过程中参与者中途因情绪起伏大，退出正在进行的团体沙盘，出现这种情况该如何应对？

2．在团体沙盘游戏过程中，成员之间对某个沙具位置的摆放有很大的争议，争执不下，该如何引导？

第七章

沙盘游戏中一些特殊情况的处理

沙盘游戏中的特殊情况

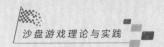

学习目标

1. 掌握沙盘游戏中的一些特殊情况；
2. 能对特殊情况进行识别和分析。

在沙盘游戏实践过程中，有很多突发的情况需要面对。突发的情况是与时俱进、无穷无尽的，以下提供一些发生得比较多的突发情况的处理办法，供读者参考。

读者一定要切记：

第一，这里所写的应对方式只是一种参考，并非照搬去做就一定能解决问题，大家一定要融会贯通，发挥自己的创意去解决自己所遇到的问题。

第二，这一章所提到的，只是一些常见的问题，或者是已经发生过的情况，但一定会不断有新的问题出现，对于本章没有提及的问题，解决的方法必须自己去寻找。

第三，因为沙盘游戏涉及无意识水平的工作，有许多问题涉及无意识心理学的内容，也有很多问题涉及沙盘游戏过程中的各种移情与反移情的心理动力，所以遇到困扰自己的问题时，除了自己觉察、反思外，寻求督导是最有效的学习与提升的途径。督导有不同的层次与形式，可以寻求有督导师资质的沙游师进行一对一督导，也可以参加这些督导师带领的团体督导，还可以通过朋辈督导案例讨论来互相学习。

 问题1：

有的人在接触沙盘后，想试做沙盘游戏，但又不知道怎样开始，应该怎样处理？

处理方法：

我们可以请来访者先在沙盘前坐下来，把手放在沙子上，感受一下沙盘，放慢一点，花1～2分钟来感受沙子给自己带来的感觉，如果能感觉到沙盘带给自己的感受，就可以试着带着这种感受来拨动沙子，看看沙子的形状能否呈现出自己当下的感受。或是到沙具架上看看能否找到有感觉的沙具，拿下来放到沙盘里，开启沙盘的创作。

对于一些不是太愿意触碰沙子的来访者，我们也可以邀请他/她先到沙具架前看看，慢慢感受一下，看看沙具架里有没有哪个沙具能启发自己说话，或是让自己感到喜欢，或是它让自己想到了什么，只要他/她愿意，他/她都可以把它选出来，放到沙盘里去表达自己内心想到的事情。

不是每个想做沙盘的人，内心都已经做好了准备。有些人可能只是看着好奇，但没有准备好真的开始去做沙盘，沙游师需要耐心等待。

问题2：

有的成人非常抗拒做沙盘游戏，我们应如何应对？

处理方法：

抗拒沙盘游戏可能有很多种不同的心理抵触因素，其中一种因素可能是心中害怕或恐惧。我们要做的，首先是要去理解来访者抗拒背后的心理因素。

这种恐惧可能是源于对现实失去控制的深层恐惧。比如，来访者觉得，如果一做沙盘，自己心里的东西就会被沙游师全看透了，这太可怕了。

恐惧也有可能源于害怕被评判或被批判，也许这名来访者曾经被评判过，也许他/她会联想到自己过往被评判或被批评的体验。

也有的来访者恐惧被要求表达。我曾遇到来访者曾经在别处做沙盘游戏，沙游师总是问他感受到什么，联想到什么。这些问题让他厌烦甚至恐惧。所以他走进我的咨询室，一看到我的沙盘，第一句话就说"我不做沙盘"。

还有的来访者在完成几次沙盘游戏后，突然不愿意继续再做沙盘。这可能是因为遇到了让他害怕的东西，也可能是他需要更多的时间来加工与处理沙盘进程中心灵内部的变化。每个人心灵的节奏都不一样，我们需要尊重每一个人不同的节奏。

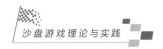
当我们可以去理解来访者不愿做沙盘游戏的内在因素时，我们才有机会去一一应对。共情与抱持是最基本的支持性技术，如果有机会去跟来访者讨论他们抵触或拒绝的原因，也许就有机会解开对方的心结。如果暂时没有机会去探讨，我们也要尊重来访者的意愿，尊重来访者心灵的节奏。

一个原则是：不要用压力来"迫使"来访者做沙盘。

问题3：

哪些人不适合做沙盘游戏？

处理方法：

有的人自己想做沙盘，或者家长要求孩子来做沙盘而孩子不拒绝，但沙游师可能会跟对方说，现在先聊聊天，以后有机会再做沙盘游戏。这时就是遇到了不适合做沙盘的来访者。

严格来说，沙盘游戏并没有绝对的禁忌症，但是有些来访者在某些状态下可能不适合做沙盘游戏。比如有的人处在无法控制自己情绪的状态下，是不适合做沙盘游戏的。或者有的人处在攻击性很强的状态下，沙盘、沙具可能激发他们的情结，因而开始攻击沙游师或者攻击他们自己，在这种情况下也不适合做沙盘游戏。还有一些人自我意识比较弱，容易在沙盘中触及自己内在的创伤体验或者情结，从而深陷无意识的漩涡而无法自拔，在这种情况下也不适合做沙盘游戏。

有人认为，精神分裂症患者不适合做沙盘游戏。笔者从经验角度看，并非所有精神分裂症患者都不可以做沙盘游戏。如果患者精神状态不稳定，难以预测，那的确不适合。但如果患者正在接受精神疾病治疗，期间精神状态稳定，即使幻觉、妄想等症状还没消除，也可以尝试进行沙盘游戏。精神分裂症患者常常与无意识有很畅通的连接，但他们的自我意识却很弱。

问题4：

对于坚持要沙游师解释沙盘的情况，我们应该怎样回应？

处理方法：

有的游戏者，尤其是接受过良好教育的、非常理性的来访者，常常要求沙游师告诉他，沙盘里的东西究竟意味着什么。这对沙游师来说，是一个很重要的挑战。

现代文明强调具体的、可量化的信息，或者说，这种实用的文明让我们对意识充满了无尽的敬意，但对无意识却依然十分陌生。如果一个来访者坚持要沙游师解释沙盘，那也意味着他可能并不理解，沙盘游戏是无意识水平的工作。

对于这一点，来访者可以不理解，但沙游师不能不理解。作为沙游师，我们需要把我们觉察到的东西留在心灵内部，并聆听内心所发出或回应的声音，同时鼓励来访者也这么做。

于是，当来访者坚持要求沙游师解释沙盘时，沙游师可以这样回答："就让这沙盘保留在我们的内心吧，急着现在就去分析它并不一定有好处。给它多一些时间，它自己会告诉我们一切的。尤其是，这是你做的沙盘，它最终会告诉你答案。"

还有一些来访者一做完沙盘，就迫不及待地自己开始分析起来了。他们甚至还会邀请沙游师来一起分析，或者请沙游师来点评自己的分析。这跟前面所提及的情况，本质上是一样的，都是对无意识水平工作的不理解。我们的确需要告诉他们上述的回应，同时也可以补充解释一下，无意识水平的工作是以意象的形式在心灵深处起作用的，并非使用逻辑思维所能推导出结论的。我们更需要关注语言与意识层面之下的那部分自我，就像那句常听到的话："心灵需要慢节奏，我们需要耐心。"

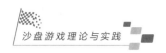

问题5：

对于沙盘游戏的"非自然"结束，该如何处理？

处理方法：

一般情况下，沙盘室里都有时钟，游戏者也知道需要在什么时间结束。按时结束沙盘游戏，甚至留下与沙游师讨论的时间，然后才结束一节沙盘游戏，这是我们通常所说的一次沙盘游戏的"自然"结束。

但有时游戏者在沙游师的提醒下还不能停下来，或者沙游师发现游戏者在沙盘游戏中深陷无意识泥潭，被引发了无法承受的创伤体验，在这些情况下，沙游师需要采取适当的方式来干预并终止游戏者的这一次沙盘游戏。这是对游戏者的一种保护，也是对沙盘游戏这个"自由与受保护的空间"的保护。这也被称为"非自然"的结束。

无论沙游师采用何种方式来让沙盘游戏"非自然"地结束，来访者往往会体验到一种挫折感，需要沙游师细心与敏感地回应与处理。

理解沙盘游戏"非自然"结束背后的无意识动力，可以让沙游师与游戏者进行更深入的讨论与分析。而对于总是不能按时停下来的游戏者而言，不能按时结束本身就有着象征性的意义，里面有移情与反移情的因素。对于移情与反移情的察觉与探讨，是沙游师与游戏者需要分析的一个重要话题。

问题6：

有的家长在带孩子来做沙盘游戏的时候，把兄弟姐妹或亲戚的孩子也一起带来，想一起玩沙盘游戏，这样的情况如何处理？

处理方法：

其实这是一个关于沙盘游戏的设置的问题。

在心理咨询机构里比较少出现这样的情况，而在个体执业的沙游师的工作室里，则容易出现这样的状况。

遇到这种情况，往往是家长或孩子心中，沙盘游戏就像一般的游戏一样，大家是可以一起玩的，而不是一项专业的无意识水平的工作。这也跟家长与孩子没有清晰理解沙盘游戏的设置有关。

要避免这样的情况，需要在个案开始沙盘游戏之前，就跟家长与孩子交代清楚沙盘游戏工作的设置，对"自由与受保护的空间"要有清晰的讲解，以增进家长的理解。

但有的家长还是会忽略这种强调，真的把其他孩子带来了。这时候，维持设置是非常重要的，需要让游戏者在沙盘游戏的设置中继续工作。至于那些一起来了的孩子，如果个案所在的工作室之外有另外的沙盘设备，可以让他们在那里体验和了解一下，但不应该让他们和游戏者一起进行沙盘游戏。

问题7：

对于有的孩子想要在两个沙盘同时玩沙盘游戏，应该如何理解与应对？

处理方法：

在沙盘室里，只要空间允许，我们都会准备两个沙盘：一个干沙盘，一个湿沙盘。的确会有一些孩子看到有两个沙盘，他们就会控制不住在两个沙盘中玩沙盘游戏。

有的孩子会先问是否能在两个沙盘里玩，对这样的情况，沙游师可以根据自己的涵容能力来决定是否应允。

有的孩子可能问都不会问，直接就玩到另外一个沙盘里去了。对于一些很明确觉得自己不够涵容的沙游师来说，可以友好地告诉孩子，只能在一个沙盘里玩。而如果沙游师可以涵容，则不妨看看孩子在两个沙盘之间的呈现与表达。

如果孩子已经在两个沙盘同时玩沙盘游戏，沙游师需要去努力理解孩子要两个沙盘的象征意义。

最常见的可能性是孩子内心有充沛的能量需要宣泄，而平时是得不到足够

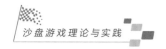

的宣泄的，所以一个沙盘无法涵容得下他们内心澎湃的能量。至于孩子内心那些需要得到宣泄的丰富的心理内容是什么，则需要双方在沙盘中继续探索与理解。

还有一些情况是需要对"两个"数字背后的象征意义做更深入的了解。比如说，有的孩子由爷爷奶奶与外公外婆轮流抚养，每家待一周或两周，孩子就需要在两种不同的家庭氛围中穿梭适应，那么，来到沙盘室，孩子也在两个沙盘中重演着这种穿梭；或者父母之间有严重的分歧，孩子为了适应父母，也在两种态度或相处模式之间穿梭；等等。

"两个"这个意象，在现实生活中可以有无数种具体呈现的方式，沙游师需要带着开放的心去跟随着游戏者探索其中的意义，而不是先入为主地去判断，然后再搜索相关的证据来"证实"自己的判断。

还有一些孩子会通过各种方式的突破界限来测试对方的边界，这可能也是孩子通过要求在两个沙盘里玩来测试沙游师的边界，或者测试沙游师的涵容能力。沙游师需要敏感地理解孩子用两个沙盘背后的心理动力，才能更加自如地进行应对。

问题8：

对于在沙盘外进行游戏的情况，应如何理解与应对？

处理方法：

有的孩子会把沙具或者沙子拿到沙盘以外的地方来玩，这个问题的本质和前面提到的在两个沙盘里玩有一些类似，都呈现出他们的心理内容无法象征性地整合在沙盘的框架里面。

所以，如果孩子把沙具甚至沙子拿到沙盘以外来玩，可能也意味着孩子的内心缺乏边界，或者在测试沙游师的边界，沙游师需要根据自己的涵容能力来应对。同时，也要在沙盘游戏的过程中注意对设置的维护，让孩子逐渐地学会建立边界与遵守边界，是沙盘游戏的一个工作目标。

此外，如果孩子把沙具拿到地面或者桌子上等地方玩，完全不愿意触及沙子，那也可能跟沙子有关。沙子是岩石经过亿万年海水的冲蚀而逐渐形成的，每一粒沙子都凝聚着千万年的历史痕迹，这就像是我们心灵的深处隐藏着的集体无意识，包含着人类上百万年的自性一样。孩子不愿意触碰沙子，可能是一个深层无意识重要的象征信息，提示着孩子可能有抑郁的情绪，或是在人际关系中面临着某种恐惧感，也可能提示着过往经历中所经受过的某种心理的创伤。沙子会触及孩子无意识里的情结或内心深处的阴影，孩子可能是无意识地要避开这些东西而不想在沙盘里玩。沙游师需要觉察这种可能性，并由此而帮助孩子对问题的探索与理解。

同样地，可能因为涉及情结，我们也可以留意孩子把沙具放到了什么地方玩，在木地板上还是在地毯上，在地砖上还是在别的桌子上，这些因素对理解孩子为何不在沙盘上玩，可能也是有意义的。

问题9：

可否允许游戏者拍照留念？

处理方法：

通常在沙盘游戏结束，游戏者离开沙盘室后，沙游师会对沙盘进行拍照记录，作为工作记录，也作为回顾与分析的依据。然而，当游戏者提出要拍照留念时，沙游师应该如何理解与应对？

一般来说，我们不建议游戏者对沙盘拍照并带回去。因为沙盘游戏是无意识水平的工作，沙盘游戏过程中经历的东西，需要让它们留在心灵里。这些在沙盘游戏中所激发出来的心灵内容，是可以继续在心灵里发酵、成长的。但是，如果我们把最后的沙盘图拍照放在手机里了，这本来可以继续发展的心灵内容就定格在手机相册里，这样反而可能失去它原有的生命力。所以我们不建议游戏者把最后的沙盘图像拍照带回去，一般建议他们把沙盘的内容与过程留在心里，看看到下一次的时候会有什么不一样。

当然，对于一些坚持要拍照的游戏者，我们也无须强硬拒绝，只需把我们的建议向他们讲解，如果他们一定要拍照，就允许好了，否则也可能增加他们的焦虑与不安。

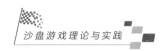

问题10：

如果父母要求看孩子的沙盘，如何回应？

处理方法：

有些父母会要求看孩子的沙盘，或者要沙游师把孩子的沙盘图片发给他们看。这通常是父母不了解沙盘游戏的设置导致的。

沙游师需要在孩子做第一次沙盘游戏的时候就跟家长讲解沙盘游戏的基本原理与设置，也要告诉家长，孩子在沙盘中呈现的是自己内心的世界，甚至是一些他们自己都还没有意识到的内容。孩子需要这个空间来处理心灵深处无意识里的东西，这个空间需要沙游师与孩子家长来共同维护，让孩子真正地觉得安全，孩子的心灵才可以得到更健康的成长。这样的沟通有着心理教育的成分，也是家长工作的重要内容。

如果家长强烈要求看孩子的沙盘，我们要强调这需要经得孩子的同意。但是，有些孩子处于家长的威严控制下，即使询问同意的过程中父母不在场，孩子也能敏感地感受到这是父母的要求，是不敢不同意父母的要求的。这时候，沙游师仍然需要跟家长沟通这种情况对孩子的影响。如果孩子不想让父母看，但是又无法抗拒，那么孩子可能就无法在感到安全的氛围下进行沙盘游戏，孩子所做的沙盘可能就会变成"面具沙盘"，那是一个内容符合父母期待的沙盘，而不是孩子发自内心的沙盘。

我们可以建议父母等一些时间，比如几个月或一年后，如果孩子的心灵已经得到成长，并且主动邀请家长时，才是家长可以来一起分享孩子沙盘游戏内容的时机。

即使到了那个时候，在父母看沙盘的时候，沙游师也要提醒父母蹲下或坐下，把视线降低到孩子身高的水平来看，因为那才是从孩子的视角所做出来的沙盘。而且，更重要的是，家长可以去观看、聆听孩子的讲解，但如果对沙盘中的内容感到不安，则不要在孩子面前提问，可以在另外的、孩子不在场的时候，再与沙游师讨论。

有的孩子可能在刚刚开始沙盘游戏的时候，主动要求父母来看自己的沙盘内容。这常常是一种自动的反应，不一定是内在心灵期望与父母交流的愿望呈现。作为沙游师，需要去评估孩子这个要求背后的动力。在很多情况下，孩子是预判了父母对自己的控制，从而主动地向父母"坦白"。在这样的状态下，沙游师需要清楚，孩子依然没有真正地感觉到沙盘室是一个"自由与受保护的空间"，孩子依然欠缺安全感，无法完全安心地自由表达，这样做出来的沙盘也是"面具沙盘"，是做给父母看的。这说明沙游师与孩子关系的建立仍需要做出更大的努力。同样，对于这样的孩子，我们也要跟父母做好工作，让父母主动跟孩子说，不看他孩子沙盘，让孩子慢慢地真正安心下来。

问题11：

如果游戏者要求自己拆除沙盘，如何理解与应对？

处理方法：

对很多孩子来讲，游戏之后要自己收拾好，是一个好习惯。所以沙盘游戏结束后，他们可能也想要把沙盘和沙具收拾好。这时候只要沙游师告诉孩子，收拾沙盘是沙游师的工作，不能由孩子来做，孩子通常都会很开心地接受的。

有些孩子可能仍非常坚持要拆除沙盘，沙游师需要留意孩子有没有其他的强迫症状，如果有的话，需要在接下来的工作中更关注强迫症状的处理。而对于拆除沙盘，沙游师只要坚持这是规定，就可以了。

但是对于一些成年游戏者来说，如果提出甚至坚持要自己拆除沙盘，沙游师也要关注他们这个需求背后的动力。

成年游戏者要求自己拆除沙盘，可能是出于安全感的缺失，担心沙盘内容被别人看到，并看穿自己心灵内部的某些不想让别人看到的内容。如果是这样，沙游师需要跟游戏者讲解清楚沙盘游戏的设置与伦理守则，并尽力通过真诚获得游戏者的信任。

还有一些成年游戏者，他们内在的自我非常弱小无力，当沙盘中出现了他们内在的某些想拥有但又从来没有勇气去拥有的东西时，可能他们也无法接受那个沙盘中自己所呈现的东西，有些人在沙盘游戏进行中就会把沙盘内容抹

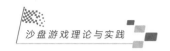
掉。在这个时候，沙游师不要去干预。但是，如果游戏者内在的力量足以支撑他们把沙盘内容维持到该次沙盘游戏结束，沙游师就可以鼓励游戏者面对沙盘中的呈现，并通过"由沙游师来收拾沙盘"的方式，让沙盘呈现的内容维持在游戏者的心灵里，从而避免这个难得的意象被他们自己摧毁。

尽可能地避免让游戏者自己拆除沙盘，是沙盘游戏设置的一个重要的环节。在新冠病毒肆虐的几年里，很多面对面的沙盘游戏工作受到影响，于是逐渐出现了"网络沙盘"的形式。曾跟随多拉·卡尔夫学习沙盘游戏疗法的资深沙游师贝蒂·杰克逊（Betty Jackson），就不止一次地表示她不支持这样的做法。她有很多理由不支持"网络沙盘"的做法，其中一个原因就在于，"网络沙盘"或者"远程沙盘"需要游戏者自己去拆除沙盘，贝蒂认为，"这肯定是不正确的"。

问题12：

在团体沙盘中，如果有成员情绪失控，可能影响到整个团体的进程，应如何处理？

处理方法：

在团体沙盘游戏的团队组建之前，我们的确需要认真地评估与选择合适的人选。对于情绪不稳定的人，或者是情绪控制能力较弱的人，我们要尽量暂停他们进入团体小组，并建议他们先进行一些个体的沙盘游戏或者心理咨询，等到情绪更稳定一些，再考虑进入团体工作中。

然而，假如在团体工作时的确出现了这样的情况，比如成员出现强烈的情绪，哭泣不止，沙游师需要用共情的方式把该成员的情绪用语言说出来，让这名成员感受到自己被看到了，这是有助于其慢慢平复情绪的。但是，从整个团体的利益出发，我们也不能因一名成员的情绪而耽误了整个团体的时间进度。所以，沙游师也需要及时把大家的关注从这名成员身上移开，比如请一名情感更加外倾的成员来分享自己的感受，通常情感外倾的成员也会共情情绪失控的成员，而同时，大家也可以把注意力转移到另外这名成员的发言，沙游师便可以随之回到时间的掌控上。

对团体工作而言，时间掌控是非常重要的一项设置。不能因为有成员失控而影响到整个团体的时间进度。

当然，同样重要的是，我们也不能让团体成员带着创伤离开团体。所以，对于情绪失控的成员，沙游师仍然不能忽略，通常情况下，在团体的力量支持下，成员是可以慢慢恢复对情绪的控制的。但如果该成员一直难以恢复，沙游师是需要请其暂时离开团体的，并建议其接受个体辅导。

本章小结

本章介绍了在沙盘游戏过程中对一些特殊情况的处理经验，在临床应用过程中可以作为参考。

本章关键术语

沙盘游戏中的特殊情况

实训练习

沙盘游戏的特殊情况及拓展

◆ 实训任务：

1. 掌握沙盘游戏过程中的一些特殊情况；
2. 能对沙盘游戏中的特殊情况进行分析和处理；
3. 继续完善沙盘游戏中其他的特殊情况。

◆ 实训目的：

掌握沙盘游戏过程中的一些特殊情况，可以更全面地分析沙盘游戏过程的呈现，从而培养学生积极探索的精神、虚心谦卑的态度以及学以致用的能力。

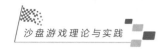

◆ 实训导入：

在沙盘游戏中经常会遇到一些特殊情况，请同学们讨论一下：你遇到过哪些特殊情况？你是怎样应对的呢？

◆ 实训准备：

沙盘游戏室一间，沙架、沙具、沙盘若干，钟表、沙漏。

◆ 实训规则：

分组练习时，各组将收集到的特殊情况以复盘的方式在沙盘中呈现，先进行小组讨论，再进行班级分享。

◆ 实训内容：

1. 学习并用沙盘呈现沙盘游戏的特殊情况；
2. 补充沙盘游戏的特殊情况；
3. 分享沙盘游戏的特殊情况。

◆ 实训步骤：

1. 教师布置实训任务和讲解实训要求及规则；
2. 小组学习：以小组为单位，对沙盘游戏的特殊情况进行学习，并用沙盘呈现；
3. 小组讨论：各组对沙盘游戏的特殊情况进行讨论并补充；
4. 各小组互评、教师点评总结；
5. 收放桌椅、沙具等实训器材。

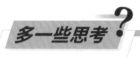

1. 在沙盘游戏过程中你觉得还有哪些特殊情况？你是如何应对的？

2. 你对本书七个章节关于沙盘游戏基本知识的学习有哪些心得和建议？

参考文献

[1] 高岚，申荷永. 沙盘游戏疗法 [M]. 北京：中国人民大学出版社，2012.

[2] 荣格. 荣格文集 [M]. 长春：长春出版社，2014.

[3] 赵玉萍. 一沙一世界 [M]. 武汉：武汉大学出版社，2012.

[4] 魏广东. 沙盘游戏疗法象征手册 [M]. 北京：中国石化出版社，2018.

[5] 申荷永. 沙盘游戏中的治愈与转化创造过程的呈现 [M]. 北京：中国人民大学出版社，2012.

[6] 申荷永. 荣格与分析心理学 [M]. 北京：中国人民大学出版社，2012.

[7] 申荷永. 沙盘游戏与心理疾病的治疗 [M]. 北京：中国人民大学出版社，2012.